# GUTE KOHLENHYDRATE

# SCHLECHTE KOHLENHYDRATE

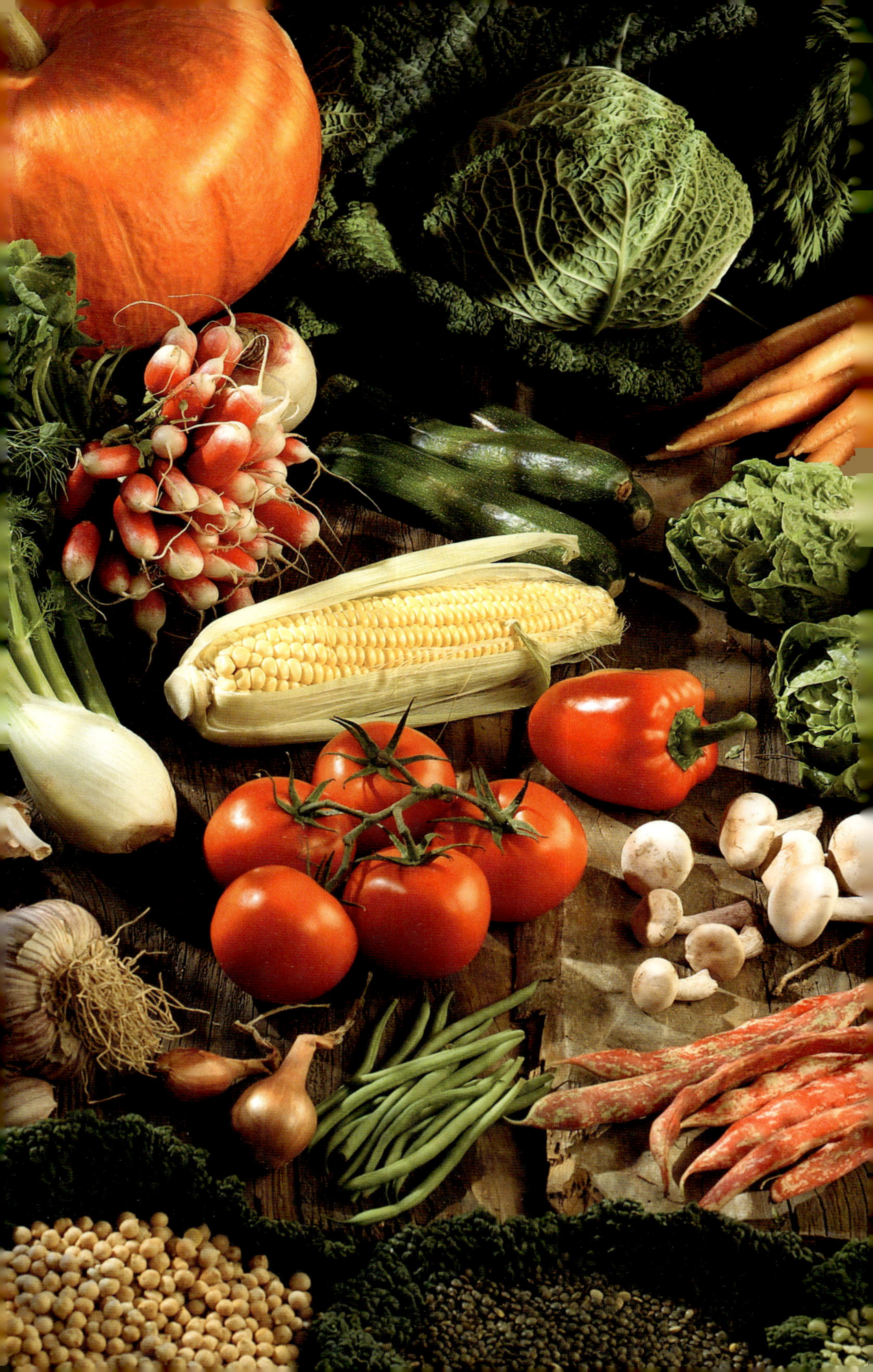

BARBARA GASSERT · PETRA LINNÉ

# GUTE KOHLENHYDRATE SCHLECHTE KOHLENHYDRATE

Pfunde verlieren und Energie tanken

systemed
verlag

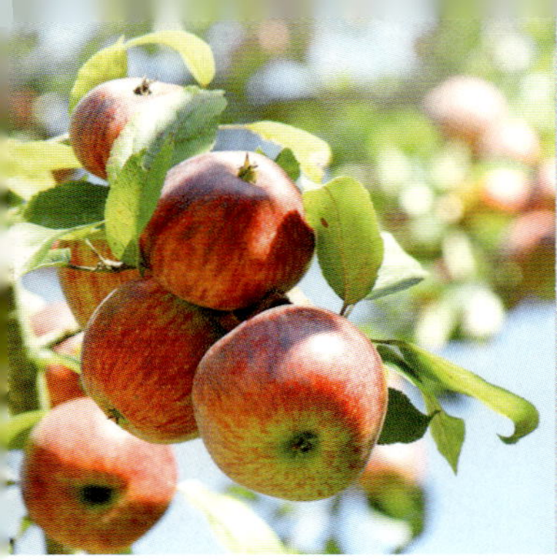

# Vorwort

Liebe Leser,
was verbinden Sie mit dem Wort »Kohlenhydrate«?

Als Anhänger einer gesunden »Low-Carb«-Ernährungsform, bei der die üblichen Verdächtigen wie Nudeln, Brot oder Kartoffeln nur in geringen Mengen vorkommen, mit Sicherheit nichts Gutes. Sie achten darauf, Kohlenhydrate einzusparen, wo es geht. Oder sind Sie der Meinung, Brot und Nudeln seien nun mal wesentlicher Bestandteil eines ausgewogenen Speiseplanes?

Die dritte Möglichkeit: Sie haben zwar schon davon gehört, allerdings kaufen Sie meist spontan ein, worauf Sie Lust haben, nur manchmal eben mit so einem kleinen Fragezeichen im Kopf, denn was wo enthalten ist, wissen Sie nicht wirklich.

Das ist durchaus verständlich. Denn wer sich nicht intensiver mit Ernährung beschäftigt, ist schnell verunsichert. In welchen Lebensmitteln sind denn nun Kohlenhydrate enthalten? Wer dann einen genauen Blick auf die LOGI*-Ernährungspyramide wirft, ist oft erstaunt: Wieso sind z. B. die klassischen Sättigungsbeilagen Kartoffeln oder Reis so weit oben in der Pyramide zu finden und gehören seltener auf den Teller?

In »Gute Kohlenhydrate – schlechte Kohlenhydrate« möchten wir etwas gegen Ihre Fragezeichen im Kopf tun. Dieses Buch klärt Sie auf locker-leichte Lesart über Kohlenhydrate auf, in dem es die klassischen Sättigungsbeilagen den »alternativen Energielieferanten« aus Obst und Gemüse gegenüberstellt.

Die wenigsten von uns gehen heute noch harter, körperlicher Arbeit nach, sondern arbeiten eher sitzend. Unsere Ernährungsform hinkt dieser Entwicklung jedoch hinterher, und die überschüssigen Kohlenhydrate werden nicht verbraucht, sondern lagern sich ab. Sie wissen schon, wo! Früchte und vor allem Gemüse haben im Gegensatz zu den uns so vertrauten Sättigungsbeilagen einen wesentlich geringeren Anteil an Kohlenhydraten und liefern das, was die meisten von uns heute viel eher brauchen: essenzielle Vital- und darmgesunde Ballaststoffe.

Dieses Buch hilft Ihnen, Ihre Gewohnheiten zu durchleuchten und sich bewusst zu machen, vor welchem Regal im Supermarkt Sie vielleicht zu oft stehen bleiben. Es veranschaulicht im direkten »Waagenvergleich«, wie viele von den »Guten« Sie für wenige »Schlechte« essen können. Lassen Sie sich von den einfachen und schmackhaften Rezepten zum Nachkochen verführen. Mit Sicherheit werden Sie leckere Gemüsevariationen finden und somit die klassischen Sättigungsbeilagen schnell ersetzen.

Gegen das gern hervorgebrachte »Nudeln sind viel billiger als Gemüse« geben wir Ihnen zu jeder Gemüse- und Obstsorte den Saisonzeitraum an. Dann wissen Sie, wann für die angebotenen Waren kein teurer Importzuschlag anfällt. Das schont den Geldbeutel, und Sie genießen mehr Frische.

Und jetzt? Ganz einfach: Überfordern Sie sich nicht. Probieren Sie nach und nach die aufgeführten Alternativen aus und integrieren diese in Ihren Ernährungsplan. Sie werden sich schon bald an den Vorteilen der LOGIschen Ernährungsweise erfreuen: ein stärkeres Immunsystem, eine stabile Gewichtsentwicklung und damit verbunden ein positives Lebensgefühl.

In diesem Sinne wünschen wir Ihnen viel Spaß beim Schmökern und viel Freude bei der Umsetzung Ihrer Ziele.

Barbara Gassert und Petra Linné

*LOGI = Low Glycemic and Insulinemic Diet. LOGI-Pyramide nach Dr. Nicolai Worm, 2009.

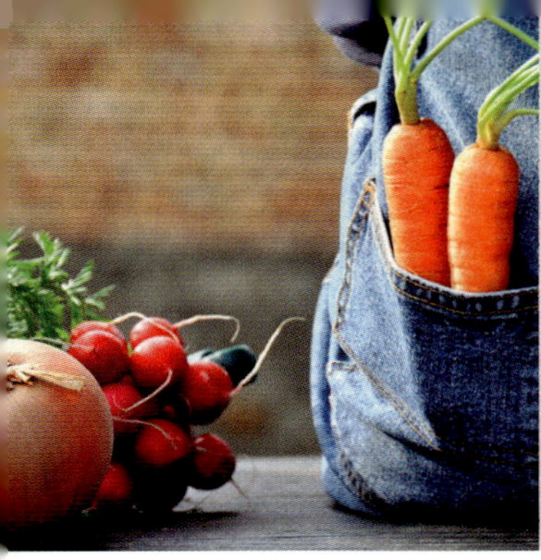

# Inhalt

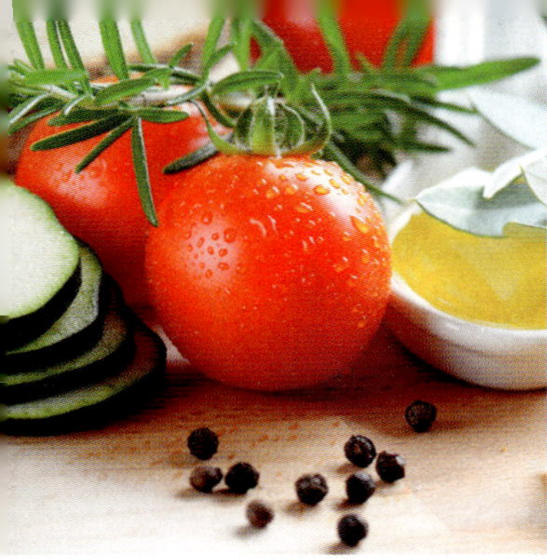

# Die Ernährungs-pyramide

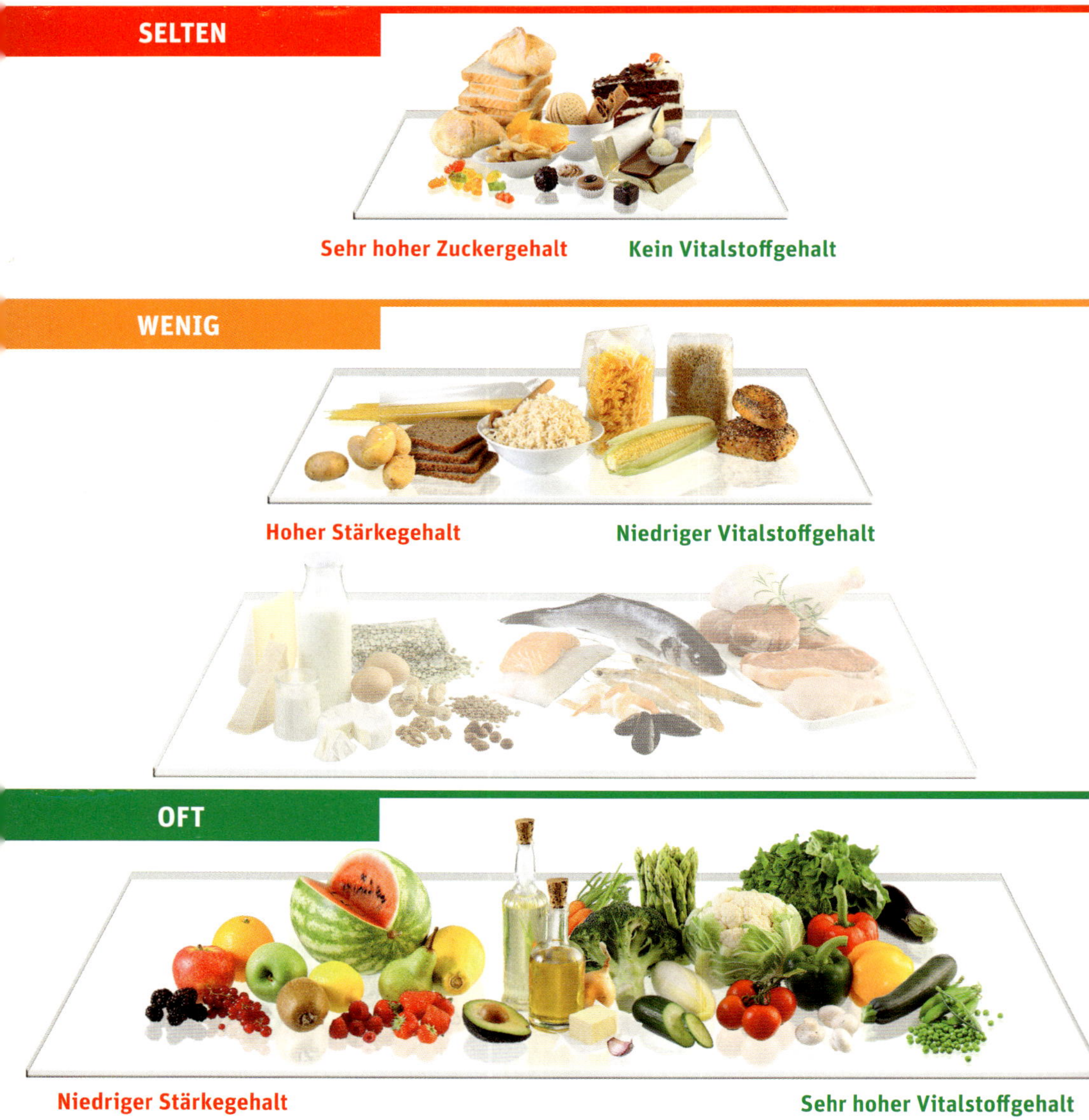

SELTEN
Sehr hoher Zuckergehalt
Kein Vitalstoffgehalt
WENIG
Hoher Stärkegehalt
Niedriger Vitalstoffgehalt
OFT
Niedriger Stärkegehalt
Sehr hoher Vitalstoffgehalt

## »Leere Kohlenhydrate« – nur ein kurzes Vergnügen

Weißmehl- und Zuckerprodukte sollten Sie nur selten zu sich nehmen. Die leeren Kohlenhydrate liefern sehr viel Zucker und geizen mit Vitalstoffen. Im Buch wird bewusst darauf verzichtet, Süßigkeiten und Weißmehlprodukte näher zu beschreiben, da diese Kohlenhydratfallen Ihnen sicherlich bekannt sind.

## »Schlechte Kohlenhydrate« – klassische Sättigungsbeilagen

Die Nahrungsmittel auf dieser Ebene liefern im Vergleich zu den »guten Kohlenhydraten« einen hohen Stärkegehalt bei gleichzeitig geringem Vitalstoffgehalt. Somit laufen Sie schnell Gefahr, eine große Menge an Kohlenhydraten zu sich zu nehmen. Dies ist bei intensiver sportlicher Betätigung auch in Ordnung. Bei Bewegungsmangel führt ein Zuviel an Kohlenhydraten allerdings zu Stoffwechselentgleisung und Übergewicht.

## »Gute Kohlenhydrate« – schlaue Sättigungsbeilagen

Auf der Basis der Ernährungspyramide befinden sich die »guten Kohlenhydrate«. Mindestens drei Portionen Gemüse und zwei Portionen Obst sollten täglich auf Ihrem Speiseplan stehen. Füllen Sie Ihren Teller also immer zur Hälfte mit Gemüse. Sie profitieren vielfach von den Vorteilen dieser positiven Kohlenhydrate.

- Hoher Ballaststoff- und Wassergehalt ▶ lang anhaltende, wohltuende Sättigung
- Hoher Vitalstoffgehalt ▶ Versorgung Ihrer Zellen mit Mikronährstoffen und Unterstützung des Immunsystems
- Geringer Stärkegehalt ▶ kaum Auswirkungen auf den Blutzuckerspiegel

Abb. links oben: Die LOGI-Pyramide nach Dr. Nicolai Worm, 2009,
aus »Die LOGI-Methode: Glücklich und schlank«, systemed Verlag, ©systemed Verlag

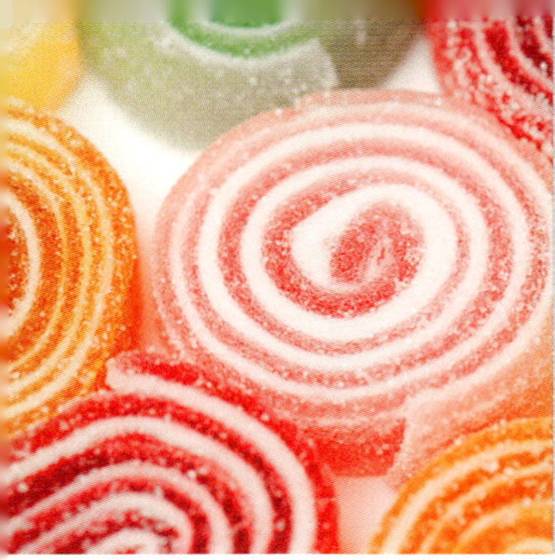

# Kohlenhydrate und Heißhunger

**Die Heißhungerspirale**

Wenn Sie täglich viele Kohlenhydrate wie z. B. Brot, Kartoffeln, Nudeln oder Reis essen und sich so gut wie gar nicht bewegen, befinden Sie sich schnell in der sogenannten Heißhungerspirale, die nicht nur zu Übergewicht führen, sondern auch Ihre Gesundheit massiv beeinträchtigen kann. Sehen Sie selbst, wie die Essgewohnheiten eines ganz »normalen« Alltags Sie immer wieder in die »Heißhungerspirale« locken:

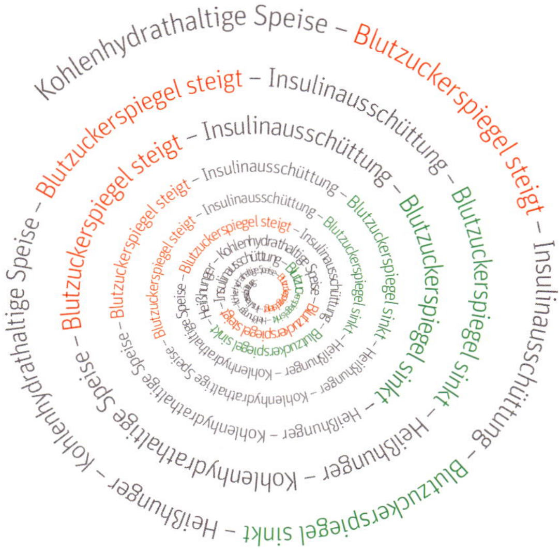


Sie starten Ihren Tag z. B. mit drei Scheiben Toastbrot mit Marmelade

1. Durch den hohen Zucker- bzw. Kohlenhydratanteil erhöht sich Ihr Blutzuckerspiegel.
2. Auf einen erhöhten Blutzuckerspiegel folgt die Ausschüttung des Hormons Insulin aus der Bauchspeicheldrüse. Wie ein Schlüssel öffnet das Hormon die Tür zur Zelle, wo der Zucker in Energie umgewandelt wird.
3. Durch die übersteigerte Insulinproduktion sinkt Ihr Blutzuckerspiegel schnell ab, und innerhalb kurzer Zeit verspüren Sie wieder Hunger – und ...

Sie essen mal eben nebenbei ein Vollkornbrot und eine Banane ...

1. Ihr Blutzuckerspiegel steigt,
2. Insulin wird ausgeschüttet,
3. Ihr Blutzuckerspiegel sinkt, Sie bekommen Hunger – und ...

Sie essen in der Kantine Wiener Schnitzel mit Pommes frites ...

1. Ihr Blutzuckerspiegel steigt,
2. Insulin wird ausgeschüttet,
3. Ihr Blutzuckerspiegel sinkt, Sie bekommen Hunger – und ...

Sie essen am Nachmittag auf die Schnelle eine Fruchtschnitte ...

1. Ihr Blutzuckerspiegel steigt,
2. Insulin wird ausgeschüttet,
3. Ihr Blutzuckerspiegel sinkt, Sie bekommen Hunger – und ...

**Besonders kohlenhydratreiche Inhaltsstoffe, die – auch in Kombination – z. B. in vielen Fertiggerichten enthalten sind:**

- Zucker
- Glucose/Glucosesirup
- Fructose/Fructosesirup
- Saccharose
- Lactose
- Maltose
- Maltodextrin
- Galaktose
- Dextrose
- Dextrine
- Karamelzuckersirup
- Weizenmehl
- Weizenstärke
- Stärke

**»Ohne Zuckerzusatz« heißt meistens »viel Fruchtzucker«**

**Die Bezeichnung »ohne Zuckerzusatz« auf der Verpackung bedeutet nicht, dass das Produkt keinen Zucker enthält. Es wurde lediglich kein weiterer Zucker zugesetzt. Wenn Sie z. B. die Nährwerttabelle von Orangensaft auf Seite 70 betrachten, sehen Sie, das Fruchtsaft von Natur aus reichlich Kohlenhydrate – also Zucker – liefert.**

Sie essen am Abend zwei Scheiben Brot mit Salami ...

Die Heißhungerspirale dreht sich von früh bis spät, und Sie locken dadurch viel Insulin. Insulin wird auch als »Masthormon« bezeichnet. Denn es fördert bei übermäßigem Kohlenhydratangebot und – wie das heute so üblich ist – gleichzeitigem Bewegungsmangel die Fetteinlagerung im Gewebe und lässt so Ihre Fettpolster von Jahr zu Jahr größer werden.

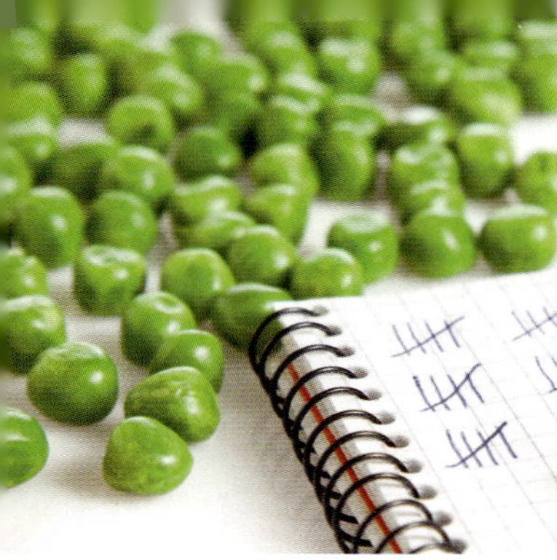

# Die »Kohlenhydratskala«

## Unterstützung für den kohlenhydratarmen Alltag

Sie möchten:

- dauerhaft Gewicht verlieren,
- Ihre Blutwerte verbessern und Ihren Blutdruck senken,
- Ihr Immunsystem stärken,
- Zivilisationserkrankungen wie Diabetes mellitus, Herzinfarkt und Schlaganfall vorbeugen?

Sie möchten sich in Ihrer Haut rundum wohlfühlen, schlank und gesund sein?
Dann ist es an der Zeit, Ihre Ernährungsgewohnheiten zu überdenken, Kohlenhydratfallen zu erkennen, um sie zukünftig vermeiden zu können. Denn ein Zuviel an Kohlenhydraten in einem bewegungsarmen Alltag kann schnell zu Übergewicht führen und langfristig sogar richtig krank machen.

Wie viele Kohlenhydrate summieren sich in Ihrem Ernährungsalltag?
Werfen Sie dazu einen Blick auf die Grafik in der vorderen Buchklappe sowie auf die Kohlenhydratskala, die Sie bei der Beschreibung der einzelnen Lebensmittel immer unterhalb der Nährwertangaben finden. Überschlagen Sie die Zahlen und machen sich bewusst, wie viele Kohlenhydrate Sie täglich zu sich nehmen.

Wie schätzen Sie Ihr Essverhalten ein?
Sind Sie eher der »gedankenlose«, der »achtsame« oder der »sparsame« Kohlenhydrat-Konsument?

Wenn Sie jetzt mit Schrecken feststellen sollten, dass Ihre Zahlen weit über den Empfehlungen liegen – keine Sorge. Jede Form der Einsparung zählt, besonders wenn Sie dadurch mehr Gemüse auf Ihren Teller bringen. Die Umstellung soll Ihnen Spaß machen und Sie nicht überfordern – legen Sie daher mit kleinen Schritten los.

## Deckt sich Ihr durchschnittlicher Tagesverbrauch mit den Empfehlungen des Buches?

**Maximal 80 Gramm Kohlenhydrate täglich, wenn Sie**

- bereits gesundheitliche Probleme haben und/oder
- Ihren Stoffwechsel wieder in eine gesunde Bahn lenken möchten und/oder
- Ihre Blutfettwerte verbessern möchten und/oder
- dauerhaft Gewicht verlieren möchten oder
- einfach mal ein paar Pfund abnehmen möchten

**und das bei einem sehr bewegungsarmen Alltag.**

**Maximal 100 Gramm Kohlenhydrate täglich, wenn Sie**

- bereits gesundheitliche Probleme haben und/oder
- Ihren Stoffwechsel wieder in eine gesunde Bahn lenken möchten und/oder
- Ihre Blutfettwerte verbessern möchten und/oder
- dauerhaft Gewicht verlieren möchten oder
- einfach mal ein paar Pfund abnehmen möchten

**und das bei einem Alltag, der Sie immer wieder in Bewegung kommen lässt.**

**Maximal 140 Gramm Kohlenhydrate täglich, wenn Sie**

- sich in Ihrer Haut wohlfühlen und/oder
- Ihre Gesundheit unterstützen möchten und/oder
- weiterhin schlank bleiben möchten

**und das bei einem bewegungsaktiven Alltag.**

Ersetzen Sie die »klassischen Sättigungsbeilagen« durch »schlaue Sättigungsbeilagen« und Sie sind auf dem richtigen Weg!

## Die Kohlenhydratskala

Für jedes Lebensmittel gibt es eine Kohlenhydratskala unterhalb der Nährwerttabelle. Der kleine Läufer zeigt Ihnen, wie viele Kohlenhydrate Sie mit einer Portion zu sich nehmen. Bei den »schlechten Kohlenhydraten« finden Sie eine rote Figur, bei den »guten Kohlenhydraten« eine grüne.

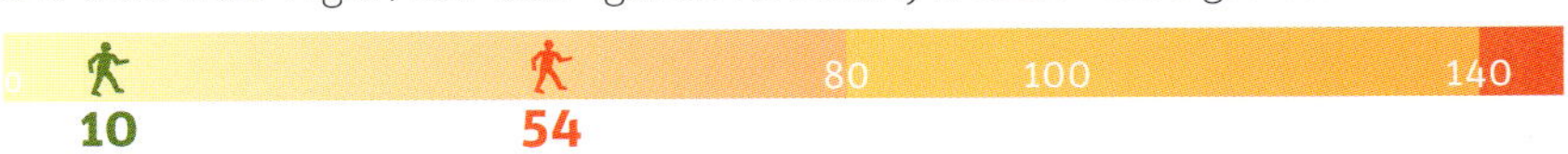

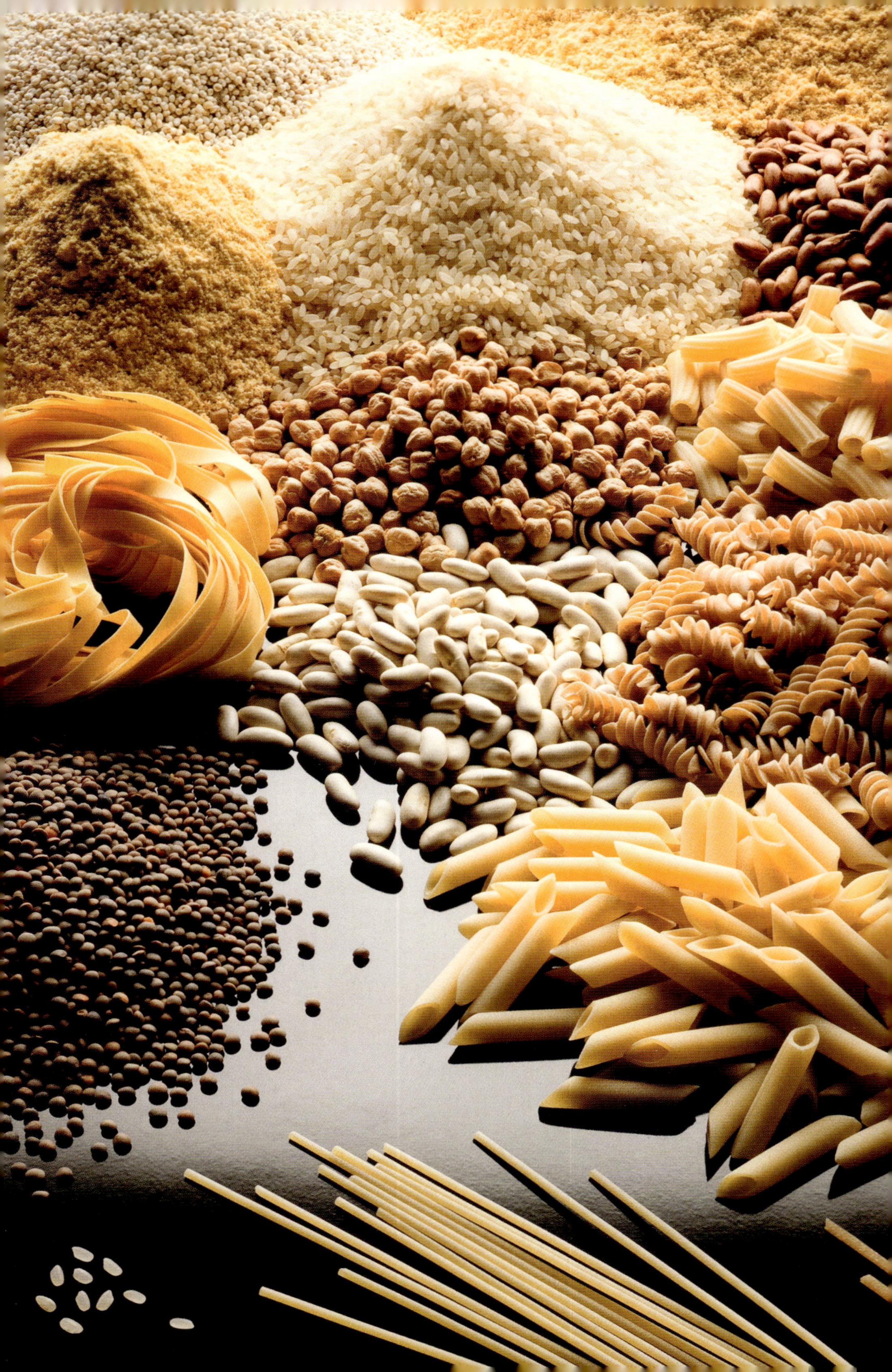

# Schlechte Kohlenhydrate

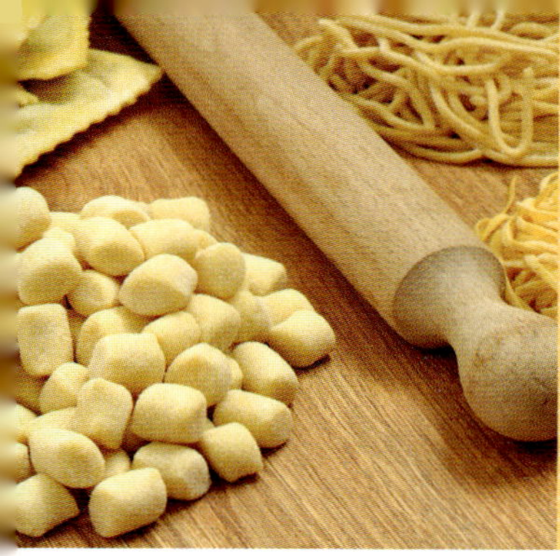

# Klassische Sättigungsbeilagen

## Schlechte Kohlenhydrate – Sättigungsbeilagen

Auf der dritten Stufe der Ernährungspyramide entdecken Sie all die Lebensmittel, die Ihnen aus Ihrem täglichen Leben bestens bekannt sind. Kartoffeln, Nudeln, Reis und Vollkornbrot – sozusagen die klassischen Sättigungsbeilagen, die Sie von morgens bis abends begleiten.
Sie sind verwundert, dass Sie von Kartoffeln und Vollkornbrot WENIG essen sollen, wo diese doch so gesund sind und in herkömmlichen Ernährungformen empfohlen werden? Der Grund ist folgender: Die Vertreter der dritten Stufe punkten zwar mit ein paar Mineralien und Ballaststoffen, aber diesen Vorteil büßen sie durch ihre beachtliche Menge an Stärke wieder ein. Die Stärke wird aber in Ihrem Körper durch bestimmte Enzyme umgewandelt – nämlich in Zucker!

»Wenig Bratkartoffeln, Klöße, Pasta und Brot« – aber wovon sollen Sie dann satt werden? Keine Sorge, die wahre Sättigung hat nichts mit dem Gehalt an Kohlenhydraten zu tun. Es geht vielmehr um das Volumen, das durch eine Mahlzeit in Ihren Magen gelangt. Wasser- und ballaststoffreiche Gemüsebeilagen sind also viel schlauer als stärkereiche Nudeln.
Wenn dann auch noch eine geschickte Kombination aus lebensnotwendigen Eiweißbausteinen und Fettsäuren, unter anderem in Fischgerichten, Oliven- und Rapsöl, enthalten sind – perfekt. Dann erleben Sie eine wohltuende lang anhaltende Sättigung. Kohlenhydrate sind nicht lebensnotwendig – ganz im Gegenteil: Ein Zuviel davon bei gleichzeitigem Bewegungsmangel wirft die Heißhungerspirale an und führt schnell zu dem so ungeliebten Hüftgold (siehe Einleitung Seite 10).

**Fazit:** Ihr Teller darf zu jeder Mahlzeit gut gefüllt sein – aber eben mit den »schlauen Sättigungsbeilagen«, die kaum Kohlenhydrate, dafür aber jede Menge Vitalstoffe liefern. Im folgenden Kapitel sehen Sie die »klassischen Sättigungsbeilagen« den »schlauen Sättigungsbeilagen« gegenüber gestellt.

**Aber Vorsicht:** Selbst wenn ein Vergleich ergibt, dass Sie rein theoretisch 3,5 Kilo Gemüse für eine Portion Klöße essen könnten, ist dies keine gute Idee. Aber selbstverständlich darf Ihr Teller stets gut mit Gemüse gefüllt sein – auch mit Nachschlag.

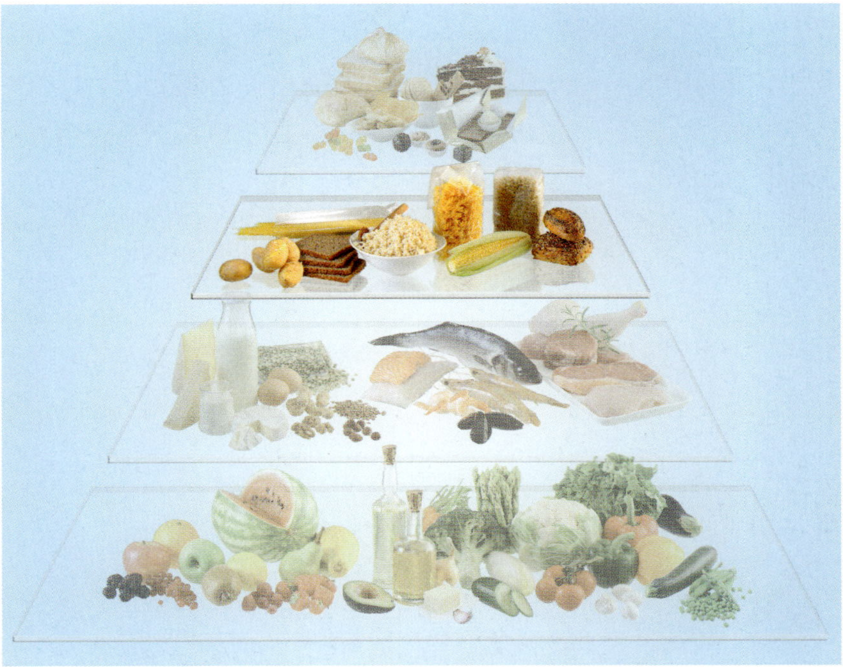

Wenig essen: Kartoffeln, Nudeln, Reis, Brot & Co.

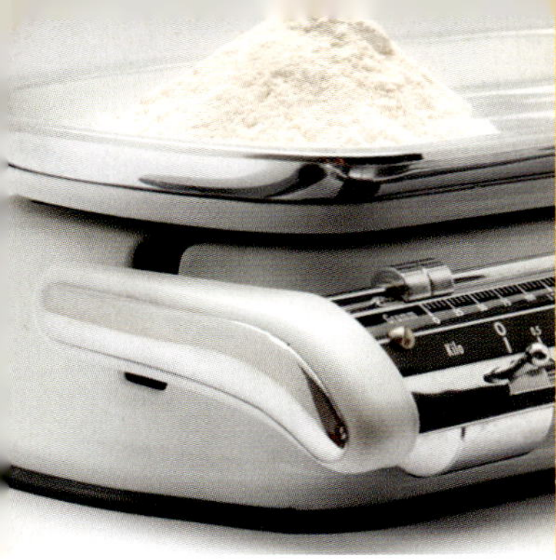

# Kohlenhydrate auf einen Blick

## BROT-HITLISTE

Portionsgröße je 100 g (außer Knäckebrot)

| Lebensmittel | Energie (kcal) | Kohlenhydrate (g) | Ballaststoffe (g) |
|---|---|---|---|
| KNÄCKEBROT (4 Scheiben = 40 g*) | 143,8 | 29,4 | 1,8 |
| VOLLKORNBROT (2 Scheiben) | 187,9 | 37,6 | 8,7 |
| GRAUBROT (2 Scheiben) | 218,7 | 45,7 | 4,8 |
| TOASTBROT (3 Toast) | 253,3 | 47,7 | 2,9 |
| KÖRNERBRÖTCHEN (2 Stück) | 263,9 | 48,8 | 3,3 |
| BRÖTCHEN/SEMMELN (2 Stück) | 248,1 | 50,7 | 3,2 |
| BAGUETTE (3 Scheiben) | 248,1 | 50,7 | 3,2 |
| BREZEL (2 Stück) | 340,1 | 68,5 | 4,1 |

*Eine Portion Knäckebrot ist mit 40 Gramm berechnet.

## GETREIDE-HITLISTE

Portionsgröße je 60 g

| Lebensmittel | Energie (kcal) | Kohlenhydrate (g) | Ballaststoffe (g) |
|---|---|---|---|
| FRÜCHTEMÜSLI | 204,1 | 36,2 | 5,1 |
| HAFERFLOCKEN | 222,0 | 38,0 | 3,3 |
| MAIS/POPCORN | 221,4 | 40,3 | 6,0 |
| CORNFLAKES | 213,4 | 47,4 | 2,4 |
| CORNFLAKESVARIANTEN | 232,2 | 51,0 | 1,2 |

Portionsgröße je 200 g

| Lebensmittel | Energie (kcal) | Kohlenhydrate (g) | Ballaststoffe (g) |
|---|---|---|---|
| REIS | 185,9 | 41,0 | 0,9 |
| MILCHREIS | 312,7 | 47,1 | 0,5 |
| PFANNKUCHEN | 401,2 | 59,9 | 3,3 |

## KARTOFFEL-HITLISTE

Portionsgröße je 200 g

| Lebensmittel | Energie (kcal) | Kohlenhydrate (g) | Ballaststoffe (g) |
|---|---|---|---|
| KARTOFFELPÜREE | 168,3 | 23,1 | 3,3 |
| BRATKARTOFFELN | 330,4 | 24,0 | 3,9 |
| SALZKARTOFFELN | 137,8 | 28,6 | 4,6 |

## KARTOFFEL-HITLISTE (Fortsetzung)

Portionsgröße je 200 g

| Lebensmittel | Energie (kcal) | Kohlenhydrate (g) | Ballaststoffe (g) |
|---|---|---|---|
| KARTOFFELKLÖSSE | 217,8 | 46,8 | 4,2 |
| POMMES FRITES | 554,4 | 52,3 | 5,3 |
| GNOCCHI | 336,0 | 56,2 | n.a. |

## NUDEL-HITLISTE

Portionsgröße je 200 g

| Lebensmittel | Energie (kcal) | Kohlenhydrate (g) | Ballaststoffe (g) |
|---|---|---|---|
| RAVIOLI | 355,6 | 38,4 | 3,3 |
| EIERNUDELN | 251,9 | 48,8 | 3,8 |
| SPÄTZLE | 251,9 | 48,8 | 3,8 |
| MAULTASCHEN | 526,2 | 52,1 | 3,1 |
| VOLLKORNNUDELN | 277,7 | 52,1 | 10,4 |
| SPAGHETTI | 299,2 | 60,7 | 4,6 |

## GETRÄNKE-HITLISTE

Alkoholfrei pro 100 ml

| Getränk | Energie (kcal) | Kohlenhydrate (g) | Ballaststoffe (g) |
|---|---|---|---|
| WASSER MIT AROMA | 12,7 | 3,0 | 0,0 |
| FRUCHTSAFTSCHORLE | 24,7 | 5,3 | 0,0 |
| EISTEE | 30,0 | 7,0 | n.a. |
| FRUCHTSAFT | 44,9 | 8,8 | 0,2 |
| SOFTDRINKS | 41,6 | 10,0 | 0,0 |
| FRUCHTBUTTERMILCH | 66,0 | 12,1 | 0,0 |

Alkoholhaltig pro 100 ml. Beachten Sie den Alkoholgehalt!

| Getränk | Energie (kcal) | Kohlenhydrate (g) | Alkohol (g) |
|---|---|---|---|
| ROTWEIN / WEISSWEIN | 74,3 | 2,6 | 8,8 |
| HELLES BIER | 42,3 | 3,1 | 4,0 |
| ALKOHOLFREIES BIER | 25,6 | 5,3 | 0,3 |
| ALKOHOLISCHER COCKTAIL | 63,5 | 7,1 | 4,7 |

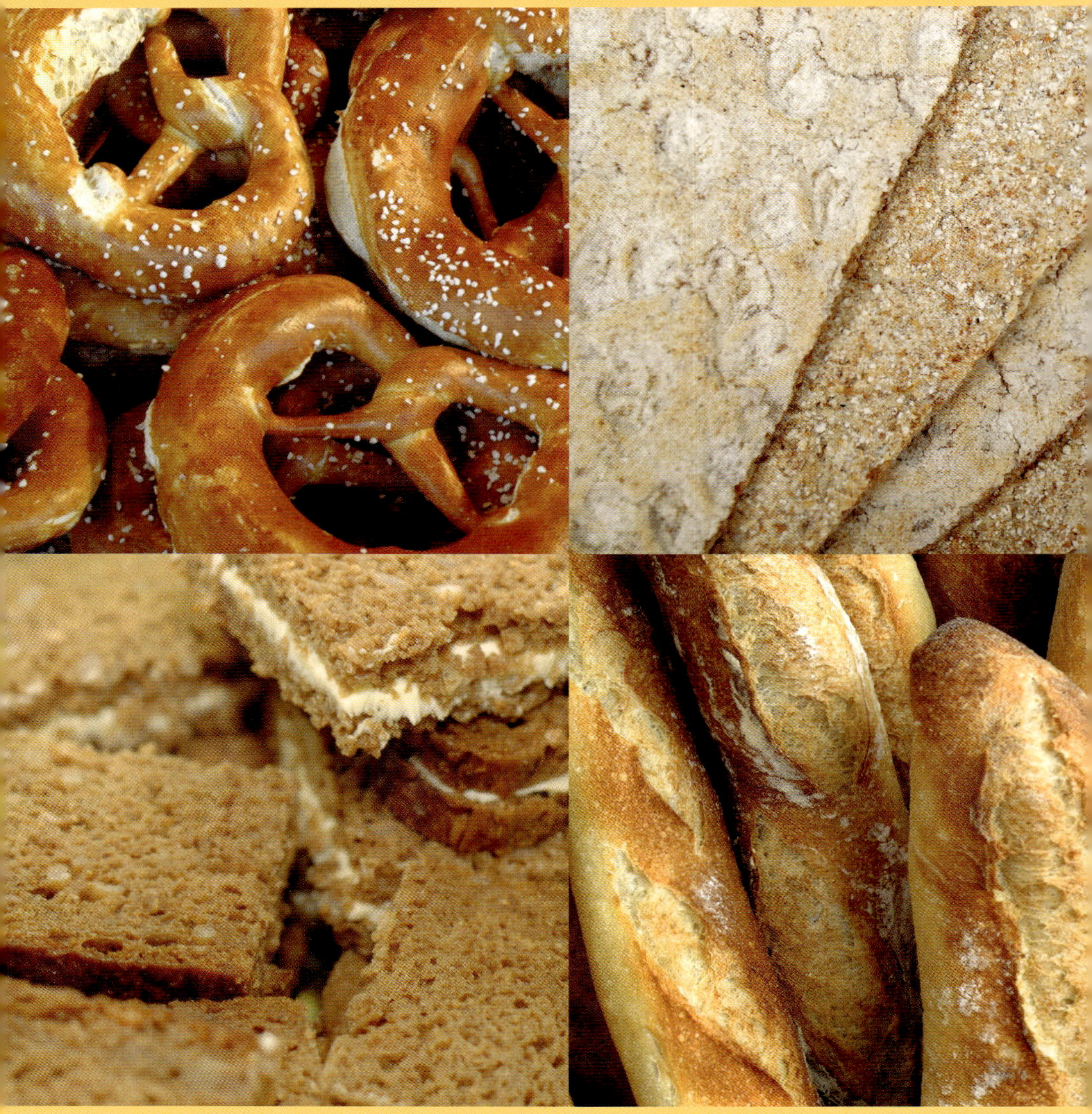

# Brot

## Test: Welcher Brottyp sind Sie?

Beantworten Sie folgende Fragen und finden Sie heraus, ob Brot für Sie eine Kohlenhydratfalle darstellt.

1. Ein richtiges Sonntagsfrühstück besteht für Sie aus:

a) 2 Brötchen, 1 Croissant, 1 Glas Orangensaft, Butter, Marmelade und Wurstaufschnitt.

b) einem Gemüseomelette.

c) einem fertigen Früchtemüsli mit Joghurt.

2. In Ihrem Brotkasten befindet sich Folgendes:

a) Immer ein großer Laib Brot, für Frühstück, Abendessen und auch für zwischendurch.

b) Der Rest der Sonntagsbrötchen, die allerdings ab Montag nicht mehr gegessen werden.

c) Brotkasten? Den brauchen Sie nicht, denn Ihre Notration an Brot liegt im Gefrierschrank.

3. Wie sieht Ihr gedeckter Abendbrottisch aus?

a) Zwei dünne Scheiben Graubrot, fettarme Käse- oder Wurstvarianten und zwei Scheiben Gurke.

b) Einige Scheiben Graubrot, eine kleine Auswahl an Käse- und/oder Wurstaufschnitt und das Glas mit den Essiggurken stehen auf dem Tisch.

c) Eine dünne Scheibe Graubrot, dazu etwas Käse und Wurst und eine große Auswahl an Gurke, Tomate, Paprika und Salat ist zu finden.

*Die Auswertung des Tests finden Sie auf den Seiten 30/31.*

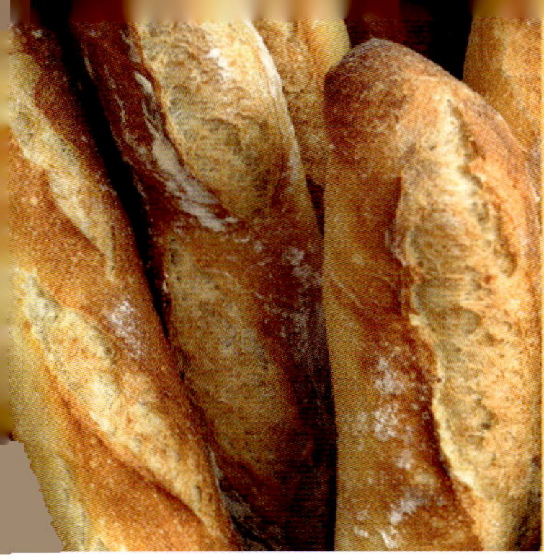

# Baguette

Das knusprige französische Weißbrot, das »Stöckchen«, hat bei uns einen äußerst geselligen Charakter. In gemütlicher Runde mit Freunden oder Familie verspeisen Sie meistens zu viel von dem kross gebackenen Stangenbrot. Denn die kleinen Scheiben laden förmlich dazu ein, weiterzuessen.

Drei Scheiben Baguette sind schnell verspeist und 50 Gramm Kohlenhydrate erhöhen Ihre persönliche Tagesbilanz.

Ein Kilogramm Oliven hat eine vergleichbare Kohlenhydratmenge, und mit jeder Olive nehmen Sie zusätzlich wertvolle Fettsäuren zu sich.

| Nährwertangaben | Energie (kcal) | Eiweiß (g) | Fett (g) | Kohlenhydrate (g) | Ballaststoffe (g) |
|---|---|---|---|---|---|
| Pro 100 g / Pro Portion (3 Scheiben = 100 g) | 248,1 | 7,4 | 1,4 | 50,7 | 3,2 |

Achten Sie auf Ihre Kohlenhydrat-Tagesbilanz (siehe Seiten 12/13)!

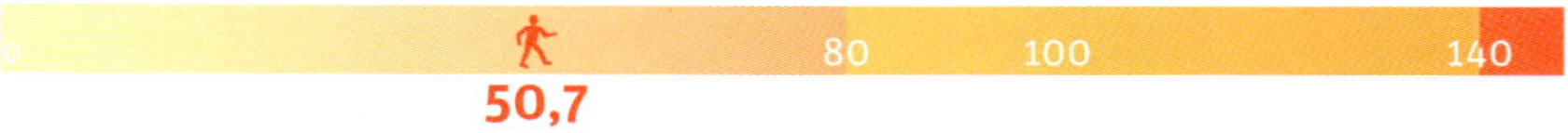


## Gute Kohlenhydrate – schlechte Kohlenhydrate

Sie könnten rein rechnerisch 1.000 Gramm Oliven essen, um die Kohlenhydratmenge einer Portion Baguette zu erreichen.

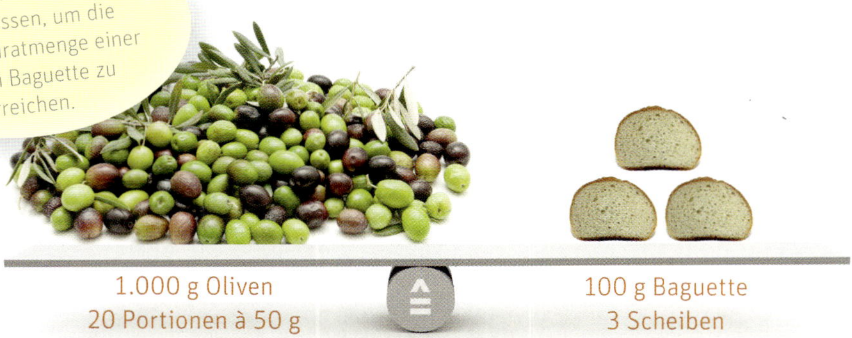

1.000 g Oliven
20 Portionen à 50 g

100 g Baguette
3 Scheiben

# Brezel

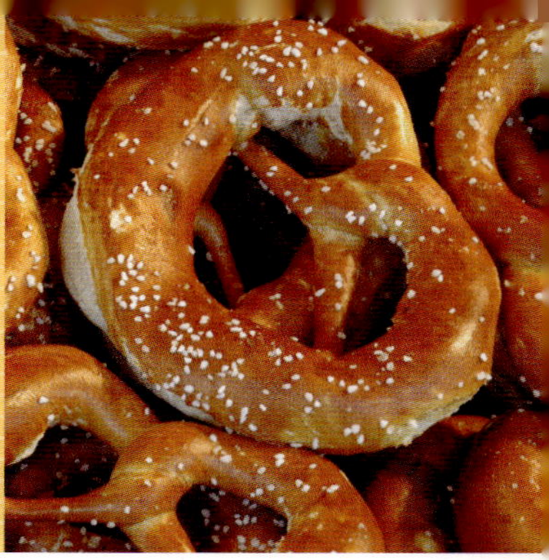

»Die kleine Butterbrezel gegen den Hunger zwischendurch oder die große ›Brezn‹ abends im Biergarten – schmeckt gut und ist vor allem nichts Süßes.« So die Einschätzung der »Brezel-Fraktion«. Doch auch wenn die Brezel nicht süß schmeckt, so gehört sie, was ihre Menge an Kohlenhydraten anbelangt, zu den Spitzenreitern der Backwaren.

**!** Knapp 70 Gramm Kohlenhydrate stecken in zwei Brezeln. Dafür könnten Sie 14 Karotten knabbern und noch nebenbei durch die Bioaktivstoffe der Karotte Ihre Sehkraft stärken.

| Nährwertangaben | Energie (kcal) | Eiweiß (g) | Fett (g) | Kohlenhydrate (g) | Ballaststoffe (g) |
|---|---|---|---|---|---|
| Pro 100 g<br>Pro Portion (2 Brezeln = 100 g) | 340,1 | 9,4 | 2,6 | 68,5 | 4,1 |

Achten Sie auf Ihre Kohlenhydrat-Tagesbilanz (siehe Seiten 12/13)!

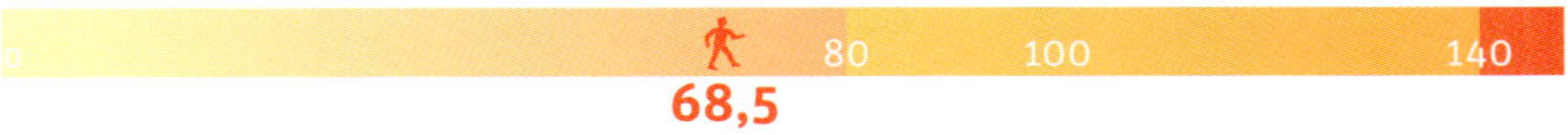

0
80
100
140
68,5


## Gute Kohlenhydrate – schlechte Kohlenhydrate

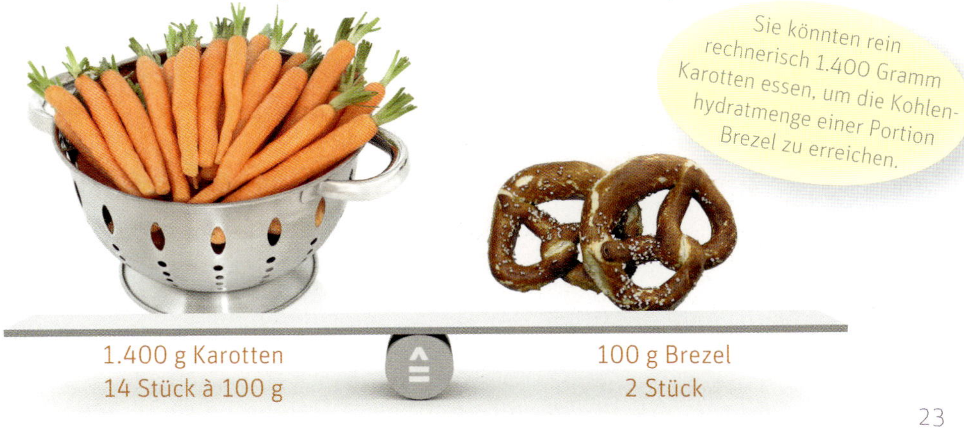

Sie könnten rein rechnerisch 1.400 Gramm Karotten essen, um die Kohlenhydratmenge einer Portion Brezel zu erreichen.
1.400 g Karotten
14 Stück à 100 g
100 g Brezel
2 Stück

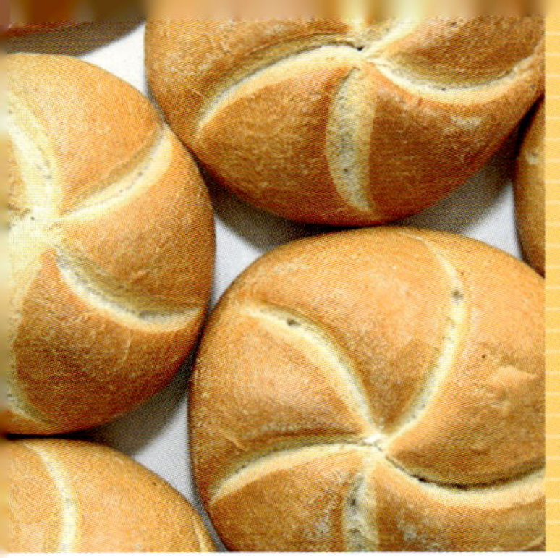

# Brötchen/ Semmeln

Wussten Sie, dass das Brötchen noch bis zur Mitte des 20. Jahrhunderts ein reiner Luxusartikel war? Kaum zu glauben, bei einem heute durchschnittlichen Pro-Kopf-Verzehr von einem Brötchen pro Tag. Allerdings werden bei den Weißmehlsemmeln alle wertvollen Inhaltsstoffe förmlich herausgemahlen. Auch machen diese schnell Lust auf mehr Kohlenhydrate. Die Heißhungerspirale kommt daher oft schon mit dem Frühstück so richtig in Schwung.

Ein Brötchen liefert 25 Gramm Kohlenhydrate, genauso viele wie 1,5 Nektarinen. Diese strotzen nur so vor wertvollen Vitaminen, Mineral- und Ballaststoffen.

| Nährwertangaben | Energie (kcal) | Eiweiß (g) | Fett (g) | Kohlenhydrate (g) | Ballaststoffe (g) |
|---|---|---|---|---|---|
| Pro 100 g<br>Pro Portion (2 Brötchen = 100 g) | 248,1 | 7,4 | 1,4 | 50,7 | 3,2 |

Achten Sie auf Ihre Kohlenhydrat-Tagesbilanz (siehe Seiten 12/13)!

0 80 100 140

50,7

## Gute Kohlenhydrate – schlechte Kohlenhydrate

Sie könnten rein rechnerisch 400 Gramm Nektarinen essen, um die Kohlenhydratmenge einer Portion Brötchen zu erreichen.

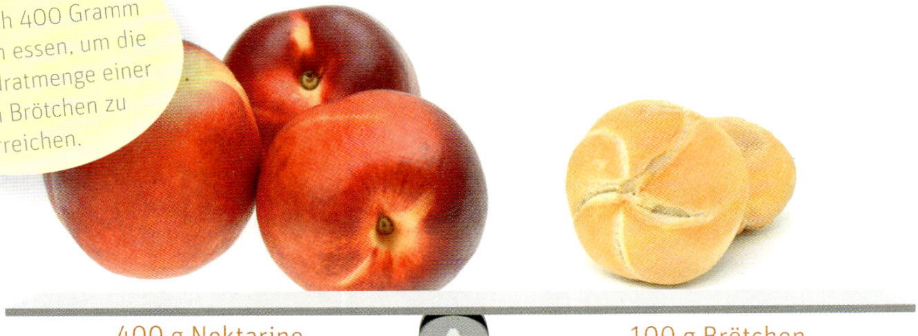

| 400 g Nektarine<br>3 Stück à 125 g | ≙ | 100 g Brötchen<br>2 Stück |
|---|---|---|

# Graubrot

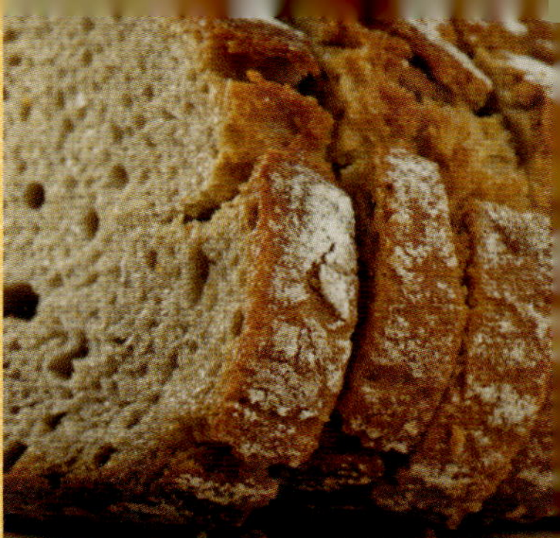

Graubrot frisch vom Bäcker, außen kross und innen weich – herrlich. Ehe man sich versieht, ist eine weitere Scheibe vom Brotlaib heruntergeschnitten, obwohl man doch eigentlich satt ist. Wussten Sie, dass sich 94 Prozent der Deutschen jeden Tag durchschnittlich fünf bis sechs Scheiben Brot gönnen? So summieren sich allein aus dem Brotkonsum circa 270 Gramm Kohlenhydrate pro Tag.

**!** In zwei Scheiben Graubrot verbergen sich bereits 45 Gramm Kohlenhydrate, genauso viel wie in acht Gurken – und die wirken sich zusätzlich positiv auf Ihren Wasserhaushalt aus.

| Nährwertangaben | Energie (kcal) | Eiweiß (g) | Fett (g) | Kohlenhydrate (g) | Ballaststoffe (g) |
|---|---|---|---|---|---|
| Pro 100 g / Pro Portion (2 Scheiben = 100 g) | 218,7 | 5,9 | 1,0 | 45,7 | 4,8 |

Achten Sie auf Ihre Kohlenhydrat-Tagesbilanz (siehe Seiten 12/13)!

0 – 80 – 100 – 140

**45,7**

## Gute Kohlenhydrate – schlechte Kohlenhydrate

Sie könnten rein rechnerisch 2.500 Gramm Gurken essen, um die Kohlenhydratmenge einer Portion Graubrot zu erreichen.

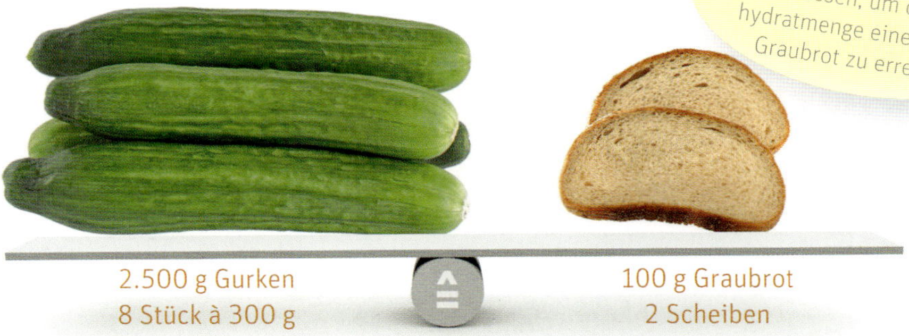

2.500 g Gurken
8 Stück à 300 g

≙

100 g Graubrot
2 Scheiben

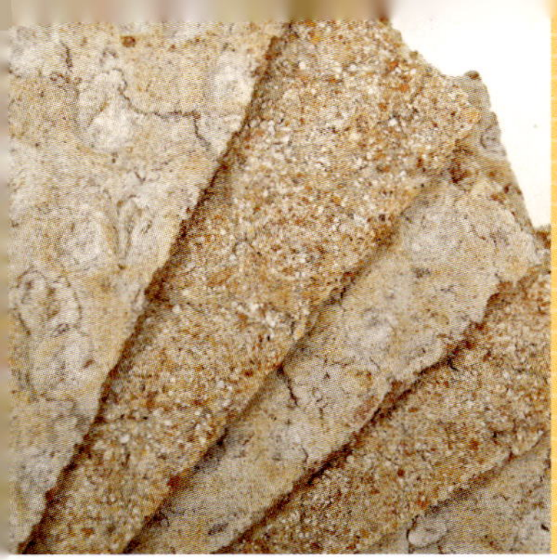

# Knäckebrot

Knäckebrot knackt so schön. Knäckebrot verleitet zum Zubeißen und Kauen fast so wie Kartoffelchips. Und genau darin liegt die Falle: Sie belegen sich nicht nur ein oder zwei Knäckebrote mit Wurst und Käse, sondern sind schnell verführt, vier oder fünf der dünnen Scheiben als Mahlzeit zu verspeisen. Ihre zugeführten Kohlenhydrate erreichen auf diese Weise schnell unerwünschte Mengen.

**!** Bei vier Scheiben Knäckebrot sind Sie schnell mit 30 Gramm Kohlenhydraten dabei. Sie können hierfür drei ganze Paprika genießen und nehmen zusätzlich sechsmal mehr Ballaststoffe zu sich.

| Nährwertangaben | Energie (kcal) | Eiweiß (g) | Fett (g) | Kohlenhydrate (g) | Ballaststoffe (g) |
|---|---|---|---|---|---|
| Pro 100 g | 359,5 | 10,8 | 2,0 | 73,4 | 4,6 |
| Pro Portion (4 Scheiben = 40 g) | 143,8 | 4,3 | 0,8 | 29,4 | 1,8 |

Achten Sie auf Ihre Kohlenhydrat-Tagesbilanz (siehe Seiten 12/13)!

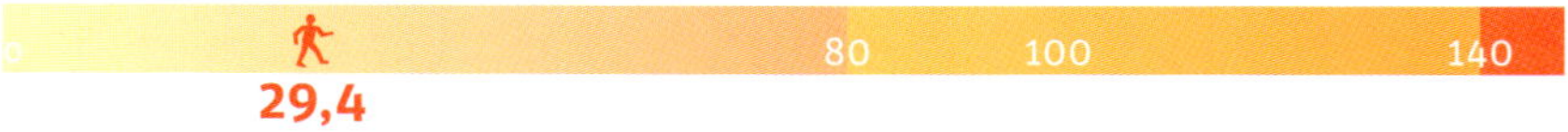


## Gute Kohlenhydrate – schlechte Kohlenhydrate

Sie könnten rein rechnerisch 450 Gramm Paprika essen, um die Kohlenhydratmenge einer Portion Knäckebrot zu erreichen.

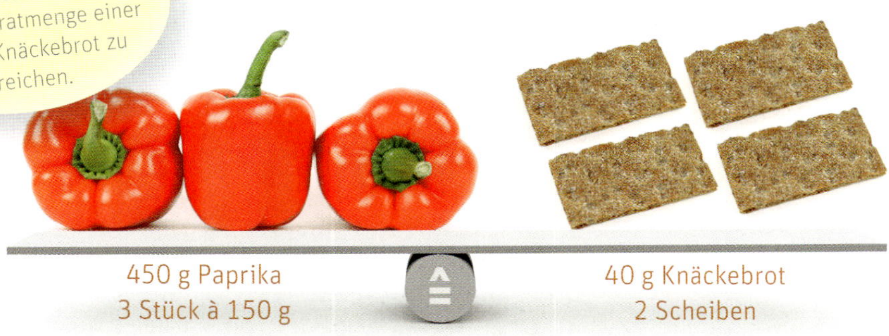

# Körnerbrötchen

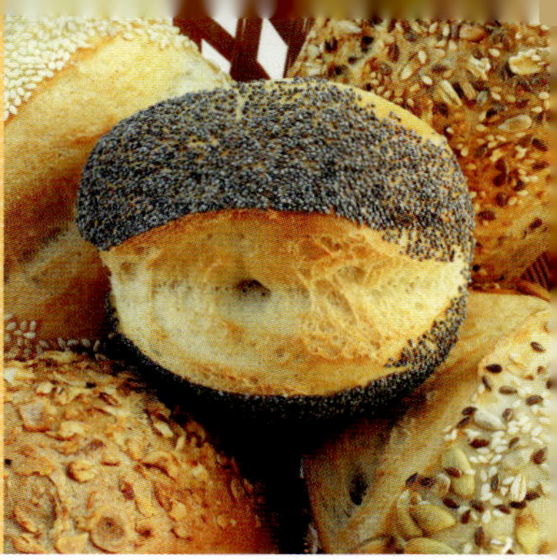

Ein Körnerbrötchen bleibt ein Körnerbrötchen. Auch durch die Ansammlung von Sesam-, Kürbis- und Sonnenblumenkernen – egal, ob obendrauf oder innen drin – mutiert es nicht zum Vollkornbrötchen! Denn Körnerbrötchen bestehen aus fein ausgemahlenem Weizen- und/oder Roggenmehl, enthalten kaum Vitamine, Mineral- und Ballaststoffe, dafür viele schnell verdauliche Kohlenhydrate, die bald wieder hungrig machen.

**!** Ein Körnerbrötchen enthält mit 24 Gramm genauso viele Kohlenhydrate wie acht kleine Zucchini. Zucchini punktet aber zusätzlich durch viel Carotene und Magnesium und macht Sie vital und leistungsstark.

| Nährwert-angaben | Energie (kcal) | Eiweiß (g) | Fett (g) | Kohlen-hydrate (g) | Ballaststoffe (g) |
|---|---|---|---|---|---|
| Pro 100 g<br>Pro Portion (2 Brötchen = 100 g) | 263,9 | 8,2 | 3,6 | 48,8 | 3,3 |

Achten Sie auf Ihre Kohlenhydrat-Tagesbilanz (siehe Seiten 12/13)!

0 – 80 – 100 – 140

**48,8**

## Gute Kohlenhydrate – schlechte Kohlenhydrate

Sie könnten rein rechnerisch 2.400 Gramm gekochte Zucchini essen, um die Kohlenhydratmenge einer Portion Körnerbrötchen zu erreichen.

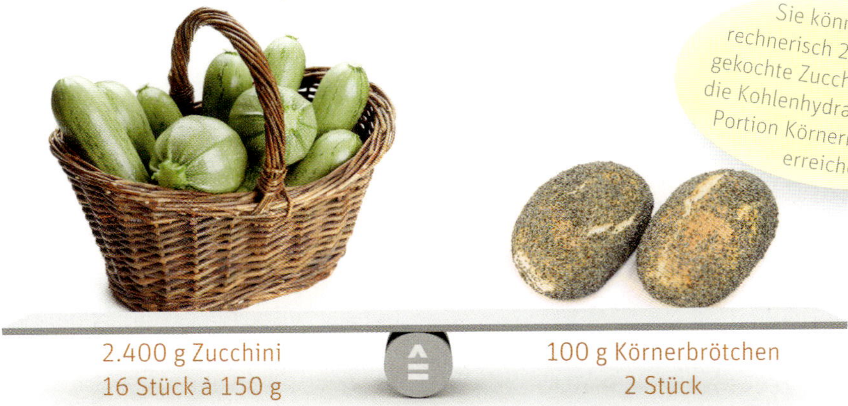

2.400 g Zucchini
16 Stück à 150 g

≙

100 g Körnerbrötchen
2 Stück

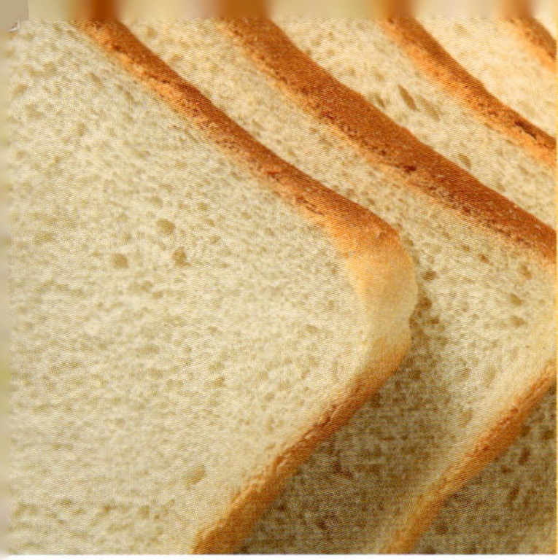

# Toastbrot

Knuspriger, warmer Toast am frühen Morgen – da können Sie schwer widerstehen? Mit süßer Marmelade oder Nuss-Nougat-Creme essen Sie gleich zwei oder drei davon? Diese viereckigen Weißmehlunterlagen haben's in sich. Bei drei Scheiben haben Sie schon die Hälfte der empfohlenen Kohlenhydratmenge erreicht.

Denn bereits mit einem Toast nehmen Sie mehr als 15 Gramm Kohlenhydrate zu sich. Von der daumendicken Marmelade mal ganz abgesehen.

Sie können für die gleiche Kohlenhydratmenge drei Birnen genießen und bekommen einen Vitamin- und Mineralkick für den Tag.

| Nährwertangaben | Energie (kcal) | Eiweiß (g) | Fett (g) | Kohlenhydrate (g) | Ballaststoffe (g) |
|---|---|---|---|---|---|
| Pro 100 g / Pro Portion (3 Toasts = 100 g) | 253,3 | 7,4 | 3,3 | 47,7 | 2,9 |

Achten Sie auf Ihre Kohlenhydrat-Tagesbilanz (siehe Seiten 12/13)!

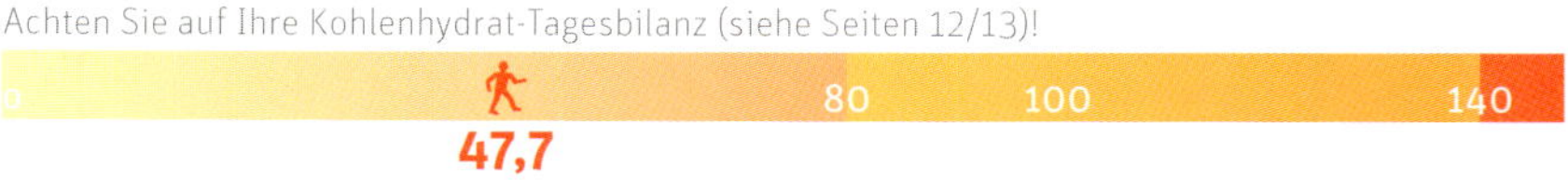
0
80
100
140
47,7

## Gute Kohlenhydrate – schlechte Kohlenhydrate

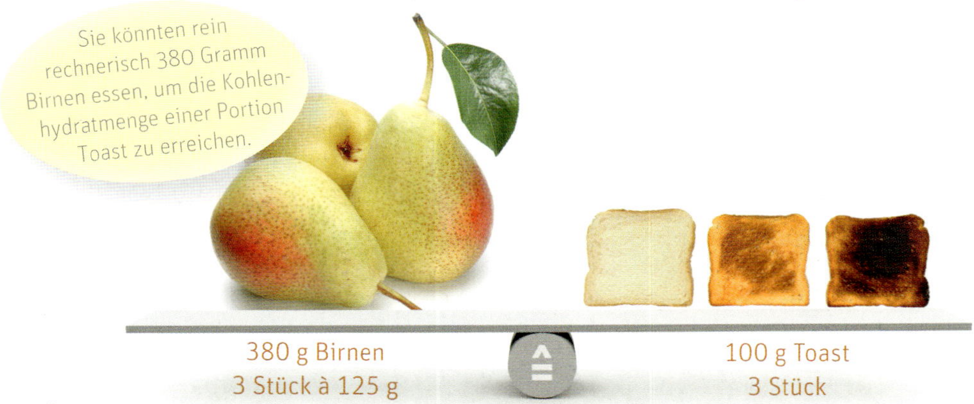
Sie könnten rein rechnerisch 380 Gramm Birnen essen, um die Kohlenhydratmenge einer Portion Toast zu erreichen.
380 g Birnen
3 Stück à 125 g
≙
100 g Toast
3 Stück

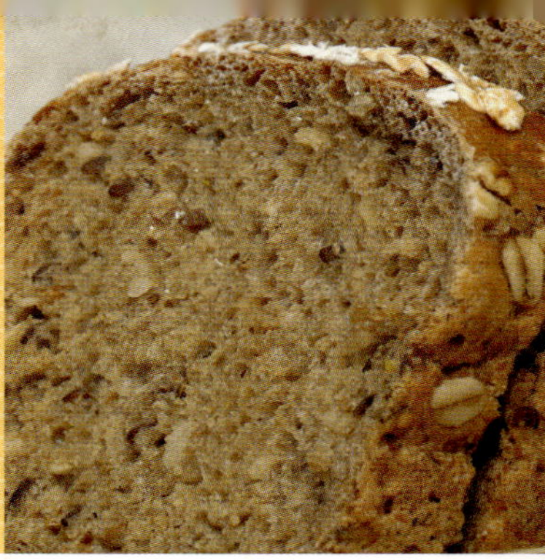

# Vollkornbrot

Unter den rund 300 Brotsorten, die es in Deutschland zu kaufen gibt, genießt das Vollkornbrot aufgrund seines hohen Ballaststoffanteils und des Anti-Stress-Minerals Magnesium einen sehr guten Ruf. Aber nicht jedes Brot, das ein paar Körner zur Verzierung trägt, ist ein echtes Vollkornbrot.

Vollkornbrot ist mit knapp 20 Gramm Kohlenhydraten pro Scheibe eine kohlenhydratreiche Brotvariante. Die gleiche Menge Kohlenhydrate haben 900 Gramm Radieschen, die auch als Wunderwaffe gegen Bakterien in Ihrem Körper auftreten.

| Nährwertangaben | Energie (kcal) | Eiweiß (g) | Fett (g) | Kohlenhydrate (g) | Ballaststoffe (g) |
|---|---|---|---|---|---|
| Pro 100 g<br>Pro Portion (2 Scheiben = 100 g) | 187,9 | 6,5 | 1,0 | 37,6 | 8,7 |

Achten Sie auf Ihre Kohlenhydrat-Tagesbilanz (siehe Seiten 12/13)!

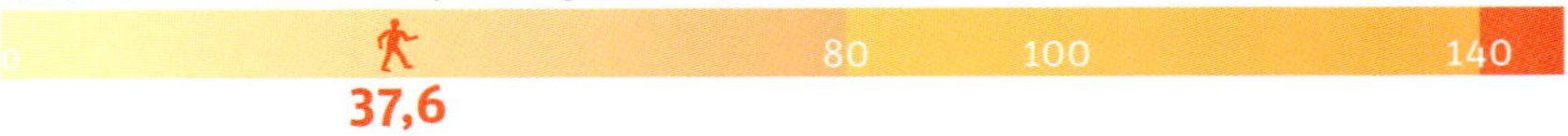
0
80
100
140
37,6

## Gute Kohlenhydrate – schlechte Kohlenhydrate

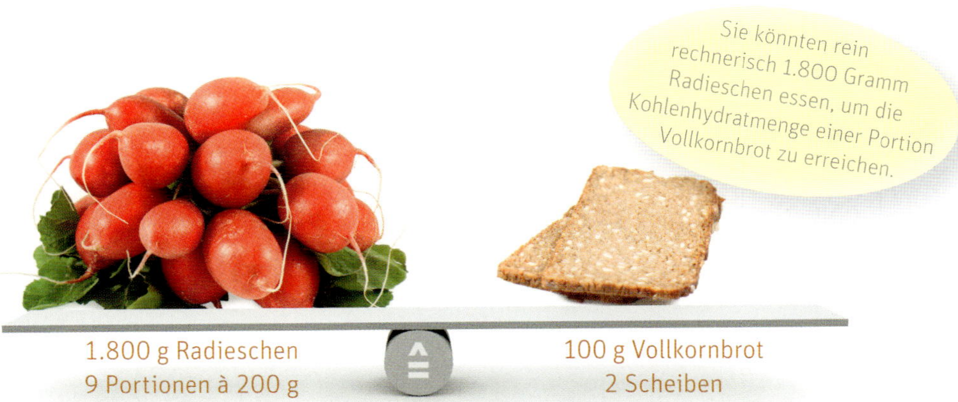
Sie könnten rein rechnerisch 1.800 Gramm Radieschen essen, um die Kohlenhydratmenge einer Portion Vollkornbrot zu erreichen.
1.800 g Radieschen
9 Portionen à 200 g
100 g Vollkornbrot
2 Scheiben

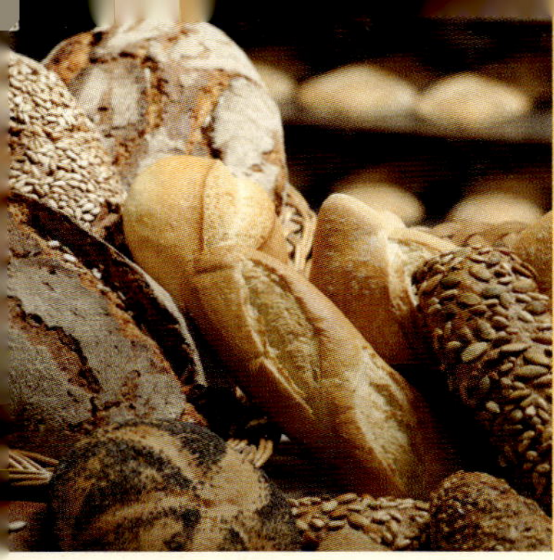

# Testauswertung

## Welcher Brottyp sind Sie?

Zählen Sie Ihre Punkte zusammen:

- 1 a) = 15
- 1 b) = 5
- 1 c) = 10
- 2 a) = 15
- 2 b) = 10
- 2 c) = 5
- 3 a) = 10
- 3 b) = 15
- 3 c) = 5

15–20 Punkte

**Brot? – Es geht auch gut ohne!**

Bravo! Sie schaffen es vermutlich, beim Verlassen des Supermarkts an der Bäckertheke einfach vorbeizugehen. So können Ihnen die kohlenhydratreichen Brotsorten wenig anhaben. Sicher kennen Sie schon einige leckere Gemüsegerichte. Kartoffel- und Nudelgerichte sind auf keinen Fall eine Alternative. Im Kapitel »Gute Kohlenhydrate« erhalten Sie ab Seite 86 viele weitere Rezepte für die Zubereitung von leckeren Gemüsegerichten, bei denen Sie die vitalstoffreichen Sorten mit Ei, Käse, Fisch oder Fleisch kombinieren können.

25–35 Punkte

**Brot? – Klar, für mehr Abwechslung auf dem Speiseplan.**

Sie sind auf dem richtigen Weg, nehmen aber immer noch viele Kohlenhydrate zu sich. Denn auch ein Müsli oder Vollkornbrot ist sehr kohlenhydratreich und deshalb nicht unbedingt förderlich für Ihre Gesundheit oder zum Abnehmen. Sie sollten insgesamt mehr Abwechslung durch Vitalstoffe aus Gemüse und Obst in Ihren Speiseplan bringen. Informieren Sie sich im nächsten Kapitel, welche Vorteile Gemüse und Obst im Vergleich zu Brot bieten. Und im Kapitel »Gute Kohlenhydrate« gibt es einfache und leckere Gerichte zum Nachkochen.

40–45 Punkte

**Ein Leben ohne Brot? – Unvorstellbar!**

Brot ist zu einem festen Bestandteil auf Ihrem Speiseplan geworden, vielleicht weil es immer schon so war oder aus Mangel an Alternativen? Wenn Sie sich weiterhin mit so viel Kohlenhydraten aus Brot ernähren, werden Ihre Fettpolster kontinuierlich weiter wachsen. Eine Brotzeit muss nicht aus Brot bestehen. Sie können Ihr Abendessen auch mit einem gemischten Salat und schmackhaftem Käse gestalten. Geben Sie sich einen Ruck, und reduzieren Sie Ihre Brotmenge. Lassen Sie sich von den Alternativen für kohlenhydratarme Gerichte ab Seite 86 inspirieren, und Sie werden es an Ihrem Gewicht und Ihrer Leistungsfähigkeit spüren. Jedes Gramm Kohlenhydrate weniger zählt.

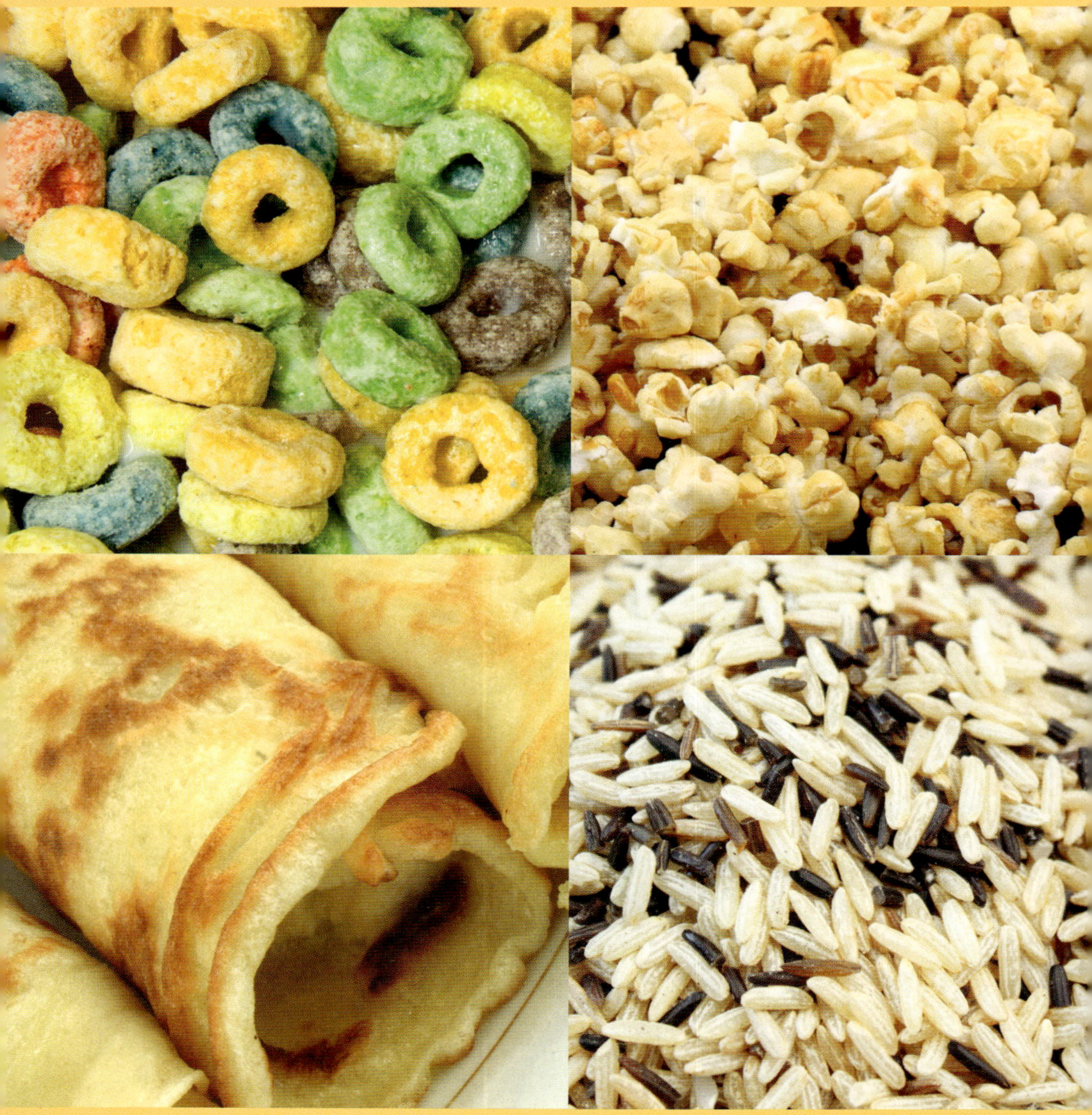

# Getreide

## Test: Welcher Getreidetyp sind Sie?

Beantworten Sie folgende Fragen und finden Sie heraus, ob Getreide für Sie eine Kohlenhydratfalle darstellt.

1. Ihr Partner bringt am Abend ein asiatisches Gericht mit nach Hause. Wie verhalten Sie sich?

a) Sie stellen sofort einen Topf mit Kochbeutelreis auf den Herd. Denn schließlich werden Sie von dieser Mini-Reis-Portion niemals satt.

b) Sie holen kleine Schüsseln, füllen dort erst einmal nur das Hauptgericht »Ente süß-sauer« mit dem Gemüse rein und genießen die Bambusstreifen mit den Stäbchen.

c) Sie mischen den gesamten Reis unter das Gericht, in der Hoffnung, davon satt zu werden, geben aber am Schluss Ihrem Partner noch eine Portion ab.

2. Sie gehen im Supermarkt am Cerealienregal vorbei. Was denken Sie?

a) »Super, dass es die Cornflakes jetzt auch in Vollkorn gibt, das ist ein perfektes, schnelles Frühstück für mich.«

b) »Super, dass es so eine tolle, bunte Auswahl gibt. Das bringt richtig Abwechslung auf meinen Frühstückstisch.«

c) »Wahnsinn diese Auswahl – aber an meinen leckeren Joghurt-Beeren-Shake zum Frühstück kommen die nicht ran.«

3. Wie gut kann man Sie mit Süßspeisen locken?

a) Ein Schokopudding lockt mich nicht von der Couch, aber im Rahmen eines 5-Gänge-Menüs kann ich den Mini-Schoko-Crêpe durchaus genießen.

b) Als Kind konnten Sie täglich süße Pfannkuchen essen, heute gibt es manchmal den salzigen Thunfisch-Wrap.

c) Für eine große Portion Kaiserschmarrn würden Sie alles tun – zur Not auch mal eine Bergwanderung, falls es die Süßspeise nur auf einer Alm gibt.

*Die Auswertung des Tests finden Sie auf den Seiten 42/43.*

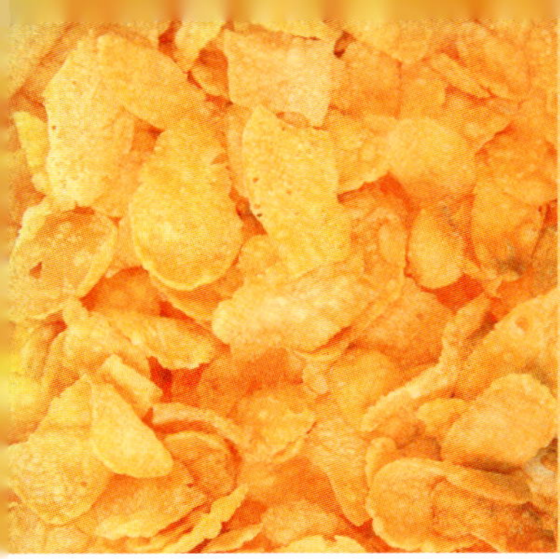

# Cornflakes

Die aus gekochtem, breit gewalztem und anschließend getrocknetem Mais hergestellten Frühstücksflocken haben es weltweit in fast jeden Supermarkt geschafft. Die klassische Variante bringt »nur« die Stärke aus den Maiskörnern mit sich – vorausgesetzt, Sie helfen morgens nicht noch mit Schokopulver oder Zucker nach.

Eine Portionsgröße von 30 Gramm? Eher unrealistisch. Die doppelte Menge ist schnell erreicht und Sie starten mit 47 Gramm Kohlenhydraten in den Tag.

Stattdessen können auch 350 Gramm frische Ananas auf Ihrem Teller sein, ebenfalls gelb, aber von größerem gesundheitlichem Nutzen.

| Nährwertangaben | Energie (kcal) | Eiweiß (g) | Fett (g) | Kohlenhydrate (g) | Ballaststoffe (g) |
|---|---|---|---|---|---|
| Pro 100 g | 355,6 | 7,2 | 0,6 | 79,1 | 4,0 |
| Pro Portion (60 g) | 213,4 | 4,3 | 0,4 | 47,4 | 2,4 |

Achten Sie auf Ihre Kohlenhydrat-Tagesbilanz (siehe Seiten 12/13)!

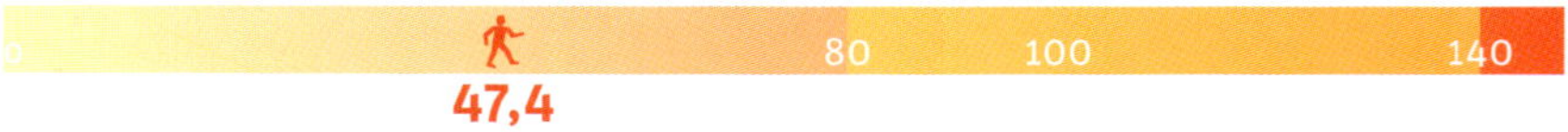


## Gute Kohlenhydrate – schlechte Kohlenhydrate

Sie könnten rein rechnerisch 350 Gramm Ananas essen, um die Kohlenhydratmenge einer Portion Cornflakes zu erreichen.

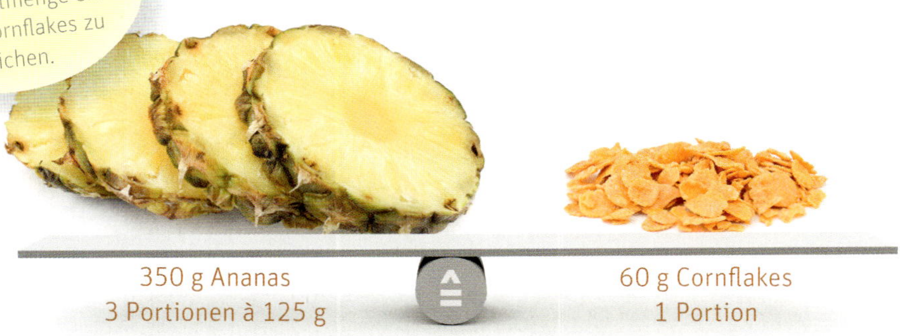

# Cornflakes-varianten

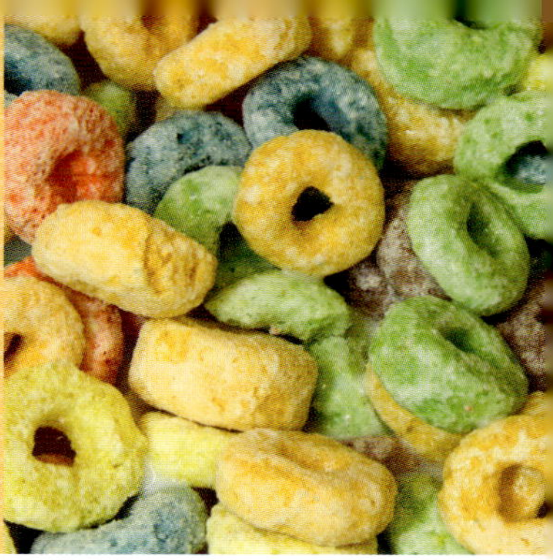

Aus den »08/15«-Cornflakes entwickelten die Food-Designer in den letzten Jahren exotische, bunte und vor allem sehr knusprige, süße Variationen: mit Nougatcreme gefüllte Getreidekissen, bunte Knusperringe oder Cornflakes mit Zucker-Honig-Kruste. Was als Frühstückscerealien vermarktet wird, könnte auch als reiner Zucker oder Süßigkeit neben Schokolade und Gummibärchen im Regal stehen.

! Eine Portion der bunten Knuspermischung liefert 51 Gramm Kohlenhydrate, genauso viel wie elf Mandarinen. Genießen Sie also lieber ein wirklich erfrischendes Frühstück.

| Nährwertangaben | Energie (kcal) | Eiweiß (g) | Fett (g) | Kohlenhydrate (g) | Ballaststoffe (g) |
|---|---|---|---|---|---|
| Pro 100 g | 387,0 | 6,0 | 2,5 | 85,0 | 2,5 |
| Pro Portion (60 g) | 232,2 | 3,6 | 1,5 | 51,0 | 1,5 |

Achten Sie auf Ihre Kohlenhydrat-Tagesbilanz (siehe Seiten 12/13)!

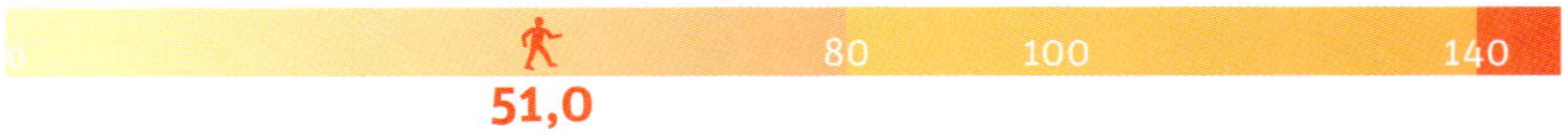

0
80
100
140
51,0


## Gute Kohlenhydrate – schlechte Kohlenhydrate

Sie könnten rein rechnerisch 500 Gramm Mandarinen essen, um die Kohlenhydratmenge einer Portion Cornflakesvarianten zu erreichen.

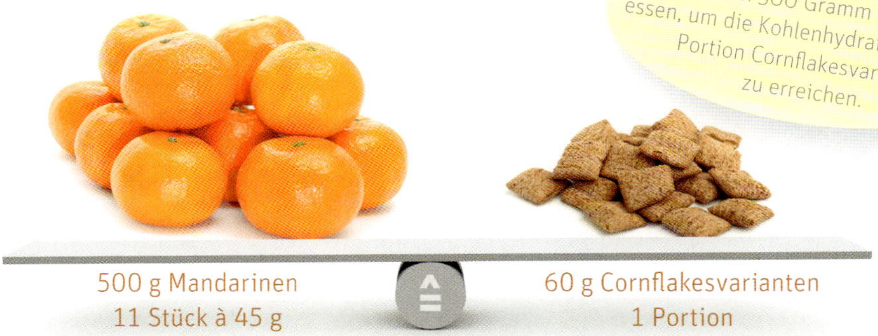

500 g Mandarinen
11 Stück à 45 g
≙
60 g Cornflakesvarianten
1 Portion

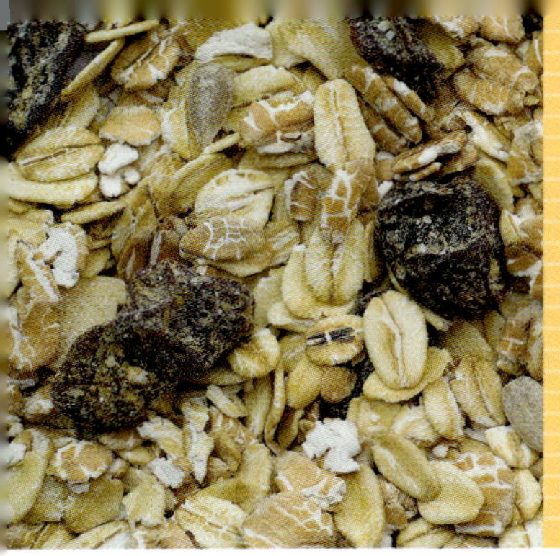

# Früchtemüsli

Mit Früchtemüsli assoziiert man eine ausgewogene Mischung aus unterschiedlichsten getrockneten Fruchtstücken. Die Anbieter werben zwar mit einem Anteil von 20 bis 50 Prozent, oft sollte auf der Verpackung jedoch besser »Rosinen mit Beilage« stehen, denn die getrockneten Weinbeeren sind eindeutig in der Überzahl.

Wer morgens Obst essen möchte, sollte anstatt der getrockneten Pseudo-Mischungen das reichhaltige Angebot der Natur essen.

Eine Schüssel voll Getreide-Rosinen-Mischung beschert Ihnen 36 Gramm Kohlenhydrate. Dieselbe Menge erreichen Sie mit 350 Gramm frischen Pflaumen.

| Nährwertangaben | Energie (kcal) | Eiweiß (g) | Fett (g) | Kohlenhydrate (g) | Ballaststoffe (g) |
|---|---|---|---|---|---|
| Pro 100 g | 340,1 | 9,9 | 6,0 | 60,3 | 8,5 |
| Pro Portion (60 g) | 204,1 | 6,0 | 3,6 | 36,2 | 5,1 |

Achten Sie auf Ihre Kohlenhydrat-Tagesbilanz (siehe Seiten 12/13)!

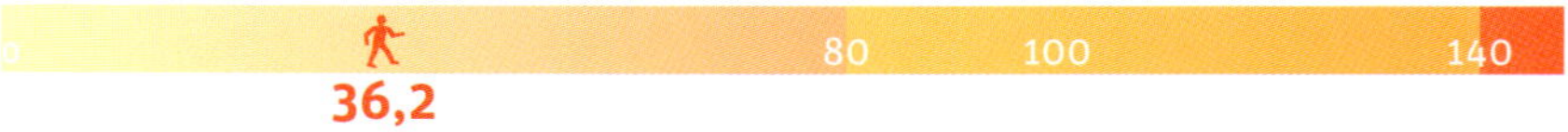
0
80
100
140
36,2

## Gute Kohlenhydrate – schlechte Kohlenhydrate

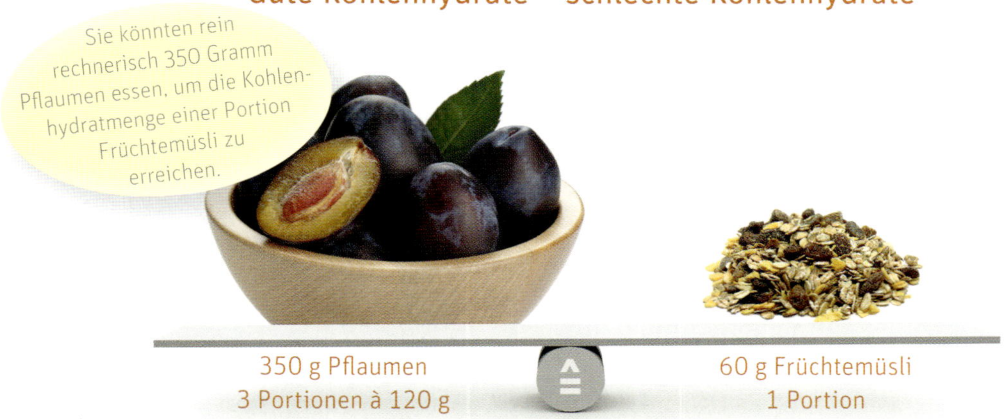
Sie könnten rein rechnerisch 350 Gramm Pflaumen essen, um die Kohlenhydratmenge einer Portion Früchtemüsli zu erreichen.
350 g Pflaumen
3 Portionen à 120 g
≙
60 g Früchtemüsli
1 Portion

# Haferflocken

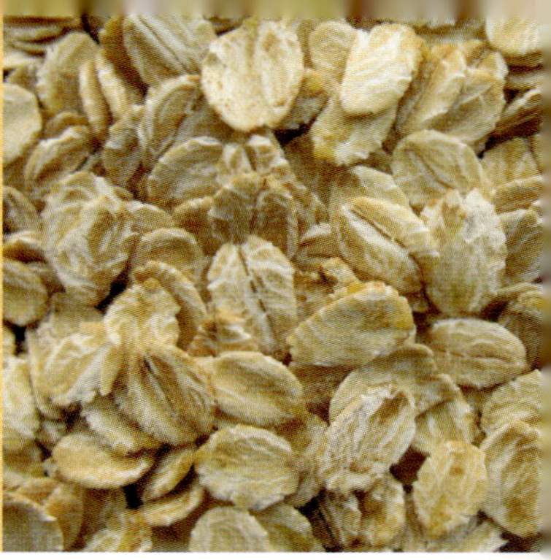

Die Basis vieler Müslimischungen sind die Haferflocken, so auch beim Bircher-Müsli. Das Porridge, der gekochte Haferbrei, ist eine gehaltvolle Frühstücksmahlzeit für Spitzensportler an Wettkampftagen. Aber bedenken Sie, ein »Bürohengst« kann es in Sachen Energieverbrauch mit einem »Vollblut-Araber« leider nicht aufnehmen.

Steht Ihnen also ein bewegungsarmer Tag bevor, sollten Sie sich gut überlegen, ob Sie die knapp 40 Gramm Kohlenhydrate mit einem Haferfrühstück wirklich aufnehmen wollen. Mit 2,5 mittelgroßen Äpfeln kommen Sie auf dieselbe Summe, bei erheblich größerem Vitamingehalt.

| Nährwertangaben | Energie (kcal) | Eiweiß (g) | Fett (g) | Kohlenhydrate (g) | Ballaststoffe (g) |
|---|---|---|---|---|---|
| Pro 100 g | 370,0 | 12,5 | 7,0 | 63,3 | 5,4 |
| Pro Portion (60 g) | 222,0 | 7,5 | 4,2 | 38,0 | 3,3 |

Achten Sie auf Ihre Kohlenhydrat-Tagesbilanz (siehe Seiten 12/13)!

0 80 100 140

38,0

## Gute Kohlenhydrate – schlechte Kohlenhydrate

Sie könnten rein rechnerisch 330 Gramm Äpfel essen, um die Kohlenhydratmenge einer Portion Haferflocken zu erreichen.

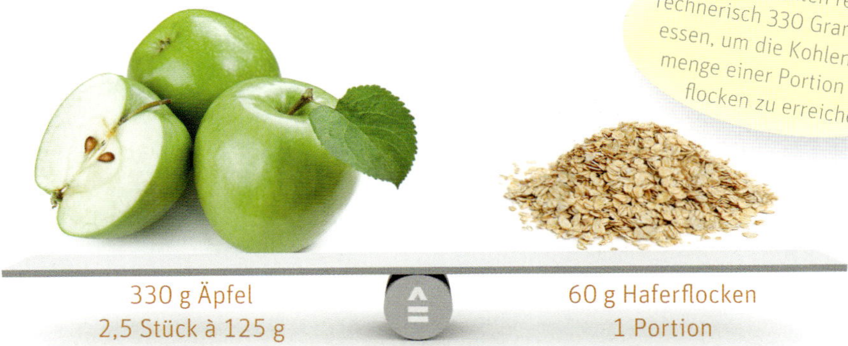

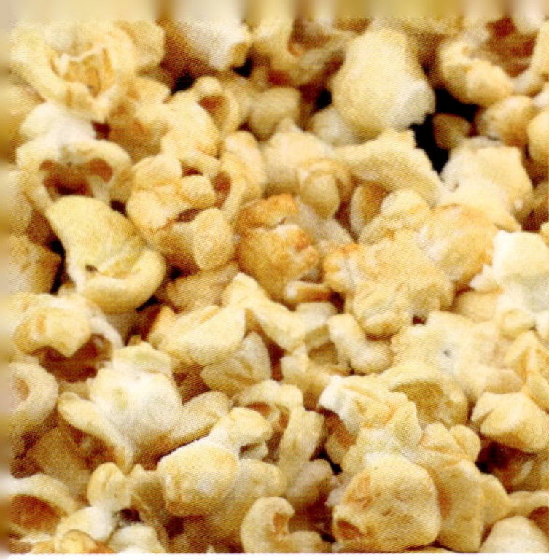

# Mais/Popcorn/ Erdnussflips

Ob als Futtermittel, zur Energiegewinnung oder zur Herstellung von Glucosesirup in der Lebensmittelindustrie – das stärkereiche Getreide Mais hat viele Einsatzbereiche. Im Alltag begegnet er Ihnen morgens als Cornflakes und abends als Erdnussflips oder Popcorn im Kino. Der Kolben vom Grill oder der Mais aus der Dose liefert übrigens weniger Kohlenhydrate als die gepoppten Körner.

Regelmäßig eine mittelgroße Tüte Popcorn und Sie gehen mit 40 Gramm Kohlenhydraten im Gepäck aus dem Kino. Sie können 540 Gramm Heidelbeeren essen, um dieselbe Kohlenhydratmenge zu erreichen – und stärken nebenbei noch Ihr Immunsystem.

| Nährwertangaben | Energie (kcal) | Eiweiß (g) | Fett (g) | Kohlenhydrate (g) | Ballaststoffe (g) |
|---|---|---|---|---|---|
| Pro 100 g | 369,0 | 12,7 | 5,0 | 67,2 | 10,0 |
| Pro Portion (60 g) | 221,4 | 7,6 | 3,0 | 40,3 | 6,0 |

Achten Sie auf Ihre Kohlenhydrat-Tagesbilanz (siehe Seiten 12/13)!

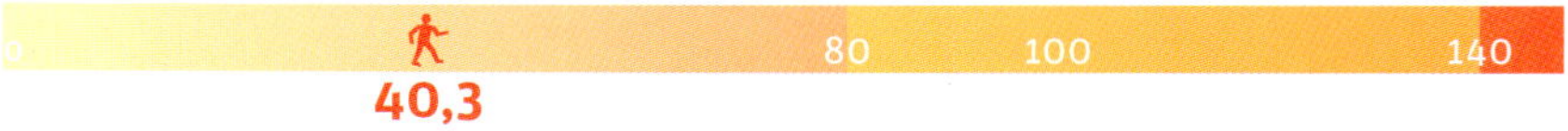
0
80
100
140
40,3

## Gute Kohlenhydrate – schlechte Kohlenhydrate

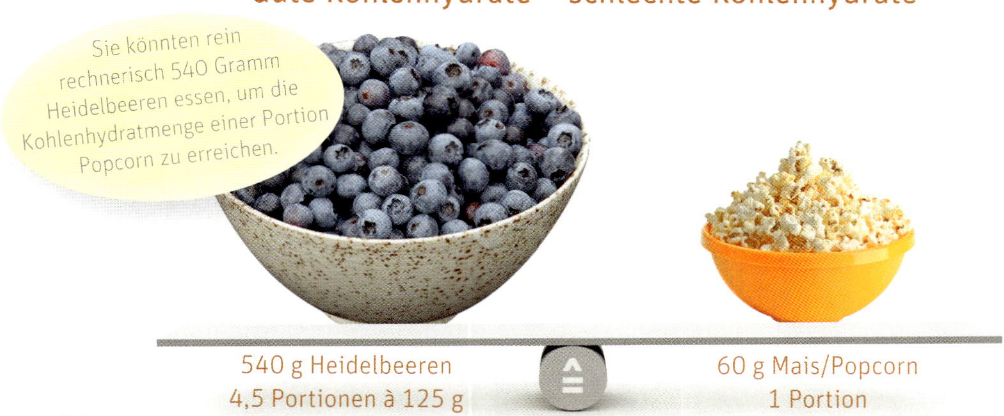
Sie könnten rein rechnerisch 540 Gramm Heidelbeeren essen, um die Kohlenhydratmenge einer Portion Popcorn zu erreichen.
540 g Heidelbeeren
4,5 Portionen à 125 g
≙
60 g Mais/Popcorn
1 Portion

# Milchreis

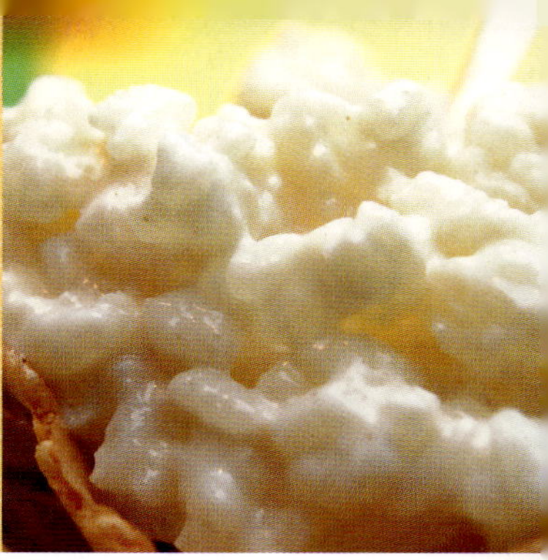

»Wenn der kleine Hunger kommt« – dank der Werbung assoziieren wir damit gleich einen Becher Milchreis, erhältlich in vielerlei Geschmacksrichtungen. Meist sind es nur fünf oder sechs Löffel und der Becher ist leer, aber die Kohlenhydrat-Heißhunger-Spirale auf vollen Touren. Die Stärke im Reis und der zugesetzte Zucker liefern auch bei der selbstgemachten Variante jede Menge Kohlenhydrate.

**!** Eine kleine Schale zwischendurch erhöht Ihre Kohlenhydratzufuhr um 47 Gramm. Sie können stattdessen 1,5 Pfund Erdbeeren essen und nehmen damit die 36-fache Menge an Ballaststoffen zu sich.

| Nährwertangaben | Energie (kcal) | Eiweiß (g) | Fett (g) | Kohlenhydrate (g) | Ballaststoffe (g) |
|---|---|---|---|---|---|
| Pro 100 g | 156,3 | 3,7 | 5,1 | 23,6 | 0,3 |
| Pro Portion (200 g) | 312,7 | 7,4 | 10,2 | 47,1 | 0,5 |

Achten Sie auf Ihre Kohlenhydrat-Tagesbilanz (siehe Seiten 12/13)!

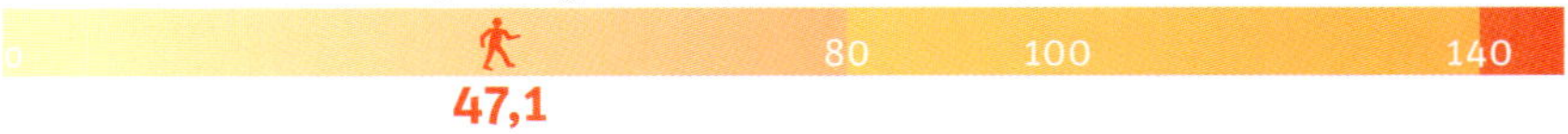
0
80
100
140
47,1

## Gute Kohlenhydrate – schlechte Kohlenhydrate

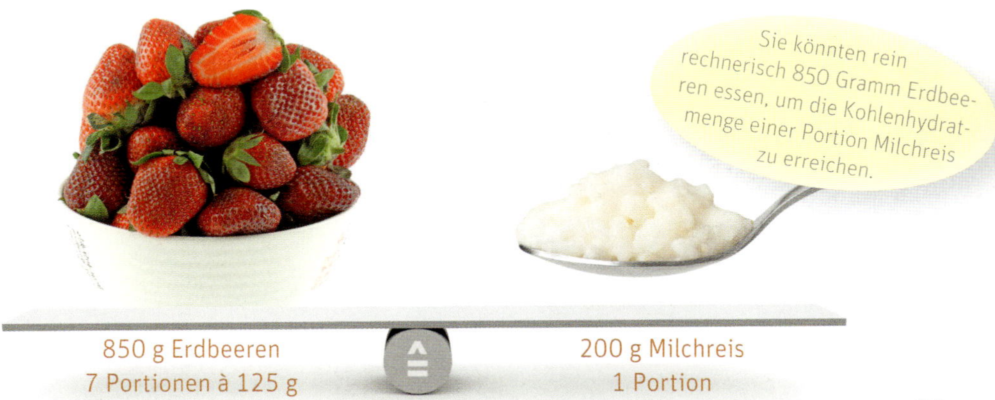
Sie könnten rein rechnerisch 850 Gramm Erdbeeren essen, um die Kohlenhydratmenge einer Portion Milchreis zu erreichen.
850 g Erdbeeren
7 Portionen à 125 g
≙
200 g Milchreis
1 Portion

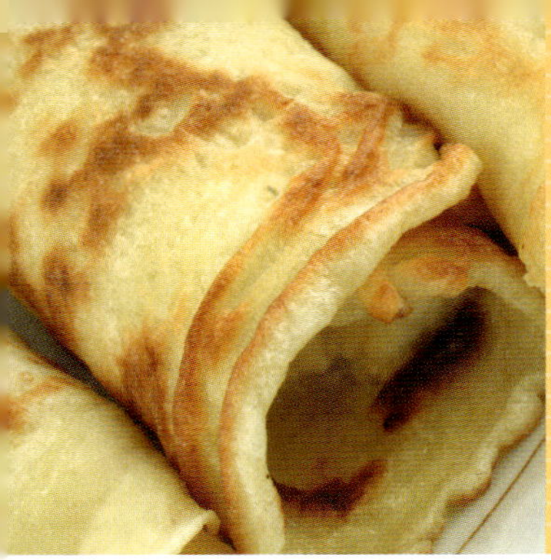

# Pfannkuchen

Frisch aus der Pfanne schmeckt uns die Mehl-Eier-Speise am besten, vielleicht auch deshalb, weil die Nuss-Nougat-Creme dann so herrlich darauf schmilzt – und da es sich »auf einem Bein schlecht steht«, essen wir mindestens einen zweiten Pfannkuchen. Selbst wenn Sie die salzige Variante der Teigfladen bevorzugen, schlägt auch hier das Mehl im Grundteig am meisten zu Buche.

Nur im Teig, der ohne Zucker zubereitet wird, summieren sich knapp 60 Gramm Kohlenhydrate – die süße Einlage noch nicht mitgerechnet. Hierfür können Sie auch 700 Gramm Aprikosen essen und Ihren Tagesbedarf an Vitamin A gleich mehrfach decken.

| Nährwertangaben | Energie (kcal) | Eiweiß (g) | Fett (g) | Kohlenhydrate (g) | Ballaststoffe (g) |
|---|---|---|---|---|---|
| Pro 100 g | 200,6 | 8,8 | 4,9 | 29,9 | 1,7 |
| Pro Portion (200 g) | 401,2 | 17,6 | 9,7 | 59,9 | 3,3 |

Achten Sie auf Ihre Kohlenhydrat-Tagesbilanz (siehe Seiten 12/13)!

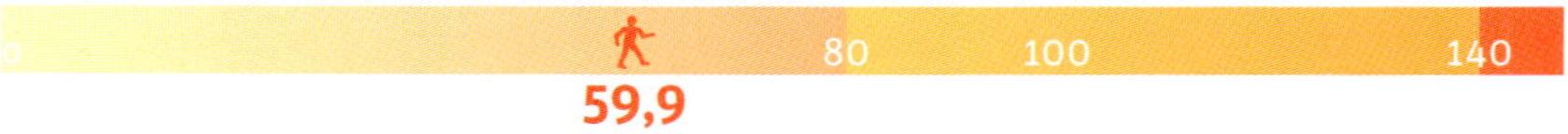


## Gute Kohlenhydrate – schlechte Kohlenhydrate

Sie könnten rein rechnerisch 700 Gramm Aprikosen essen, um die Kohlenhydratmenge einer Portion Pfannkuchen zu erreichen.

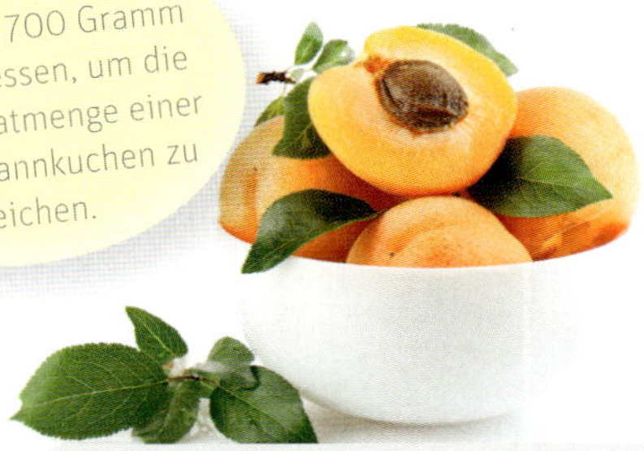

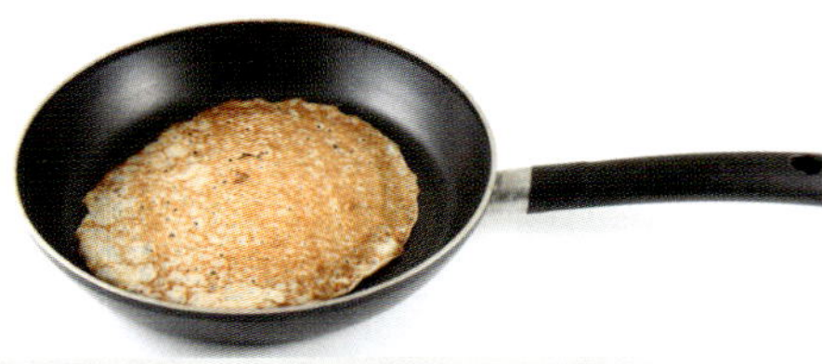

700 g Aprikosen
5,5 Portionen à 125 g

≙

200 g Pfannkuchen
1 Portion

# Reis

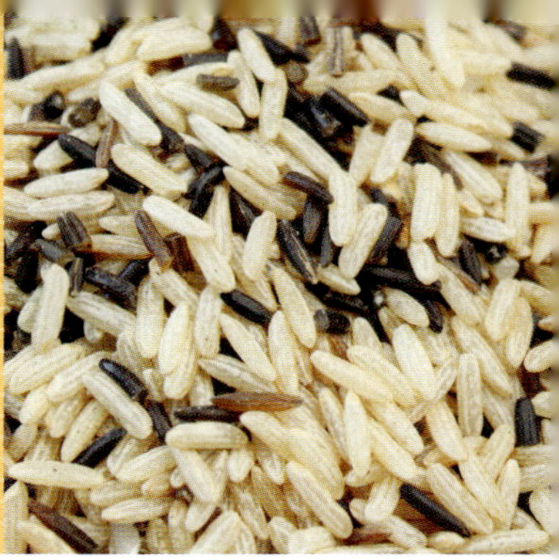

Mehr als 8.000 Reissorten existieren weltweit. In die deutsche Küche schafft es häufig nur der Kochbeutelreis, begleitet vom Putengeschnetzelten. Wenn Sie Vollkornreis bevorzugen, haben Sie im Vergleich zu weißem Reis nur ein paar mehr Ballaststoffe und Mineralien. Allerdings liefern 20 Gramm Karotten ebenso viele Ballaststoffe und Kalium wie 100 Gramm gekochter Vollkornreis.

**!** Eine Portion Reis als Beilage beschert Ihnen 41 Gramm Kohlenhydrate. Stattdessen können Sie auch 1,5 Kilo Tomaten verzehren und mit den darin enthaltenen Pflanzenstoffen Ihre Haut vor UV-Strahlung schützen.

| Nährwertangaben | Energie (kcal) | Eiweiß (g) | Fett (g) | Kohlenhydrate (g) | Ballaststoffe (g) |
|---|---|---|---|---|---|
| Pro 100 g | 93,0 | 2,0 | 0,2 | 20,5 | 0,4 |
| Pro Portion (200 g) | 185,9 | 4,1 | 1,4 | 41,0 | 0,9 |

Achten Sie auf Ihre Kohlenhydrat-Tagesbilanz (siehe Seiten 12/13)!

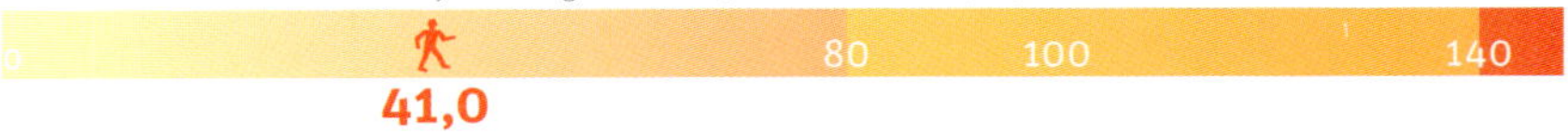


## Gute Kohlenhydrate – schlechte Kohlenhydrate

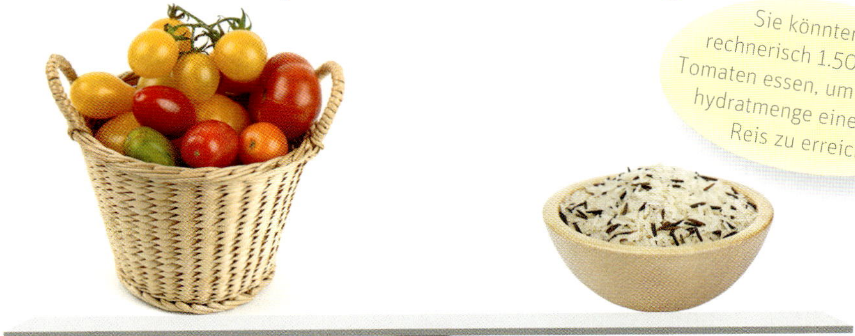

Sie könnten rein rechnerisch 1.500 Gramm Tomaten essen, um die Kohlenhydratmenge einer Portion Reis zu erreichen.

1.500 g Tomaten
15 Stück à 100 g

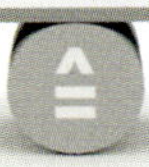


200 g Reis
1 Portion

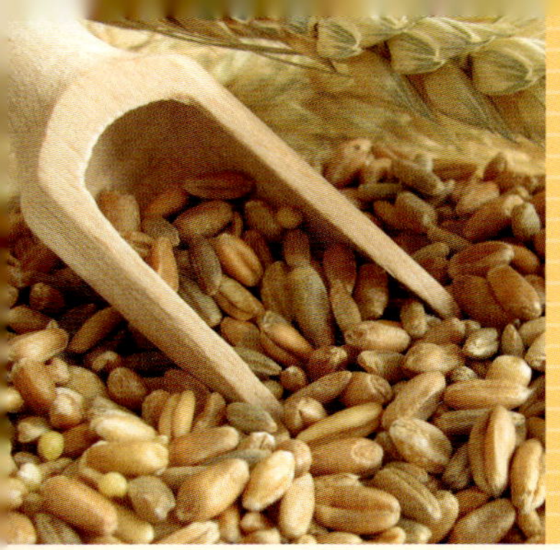

# Testauswertung

## Welcher Getreidetyp sind Sie?

Zählen Sie Ihre Punkte zusammen:

| | | |
|---|---|---|
| 1 a) = 15 | 2 a) = 10 | 3 a) = 10 |
| 1 b) = 5 | 2 b) = 15 | 3 b) = 5 |
| 1 c) = 10 | 2 c) = 5 | 3 c) = 15 |

15–20 Punkte

### Getreide? – Es geht auch gut ohne!

Bravo! Sie vermeiden Flocken, Reis und mehlige Teigfladen so gut es geht. In Sachen Frühstücksflocken und Süßspeisen erhöhen Sie sicherlich nicht Ihre Kohlenhydratbilanz. Hoffentlich schlägt dann aber nicht das Brot oder die Nudel bei Ihnen kräftig ein.

Informieren Sie sich im Kapitel »Gute Kohlenhydrate« (ab Seite 79), welche Alternativen es sonst noch so gibt – vielleicht finden auch Sie noch eine weitere Anregung, um Ihre Gesundheit und die schlanke Linie weiterhin zu unterstützen.

25–35 Punkte

**Getreide? – Klar, für mehr Abwechslung auf dem Speiseplan.**

Sie essen nicht unbedingt mehrmals täglich, aber schon sehr regelmäßig Ihr Müsli oder die Portion Reis. Machen Sie sich bewusst, wie oft die stärkereiche Beilage Ihre Kohlenhydratbilanz erhöht und wo Sie noch Verbesserungspotenzial haben. Die Hitliste auf Seite 18 gibt Ihnen einen schnellen Überblick, und im »Getreidekapitel« sehen Sie auch, wie viel gutes Obst oder Gemüse Sie im Vergleich zu Reis & Co. essen können. Lassen Sie sich von den leckeren Rezepten im Kapitel »Gute Kohlenhydrate« (ab Seite 86) inspirieren und kreieren dadurch mehr Abwechslung auf dem Speiseplan.

40–45 Punkte

**Ein Leben ohne Getreide? – Unvorstellbar!**

Cornflakes gibt es morgens, manchmal auch zwischendurch. Für Pfannkuchen oder Kaiserschmarrn schlägt Ihr Herz schnell höher und bei Reis nehmen Sie gerne noch einen Nachschlag.

Schauen Sie sich unbedingt die Getreidehitliste auf Seite 18 genauer an, denn mit den vielen Süß- bzw. Reisspeisen summieren sich große Mengen an Kohlenhydraten, die in einem bewegungsarmen Alltag schnell zu Hüftgold verwandelt werden. Im Kapitel »Gute Kohlenhydrate« finden Sie viele Alternativen, um Ihre Gesundheit zu stärken und sogar ein paar Pölsterchen wieder los zu werden. Auch die süßen Geschmacksknospen kommen dabei nicht zu kurz.

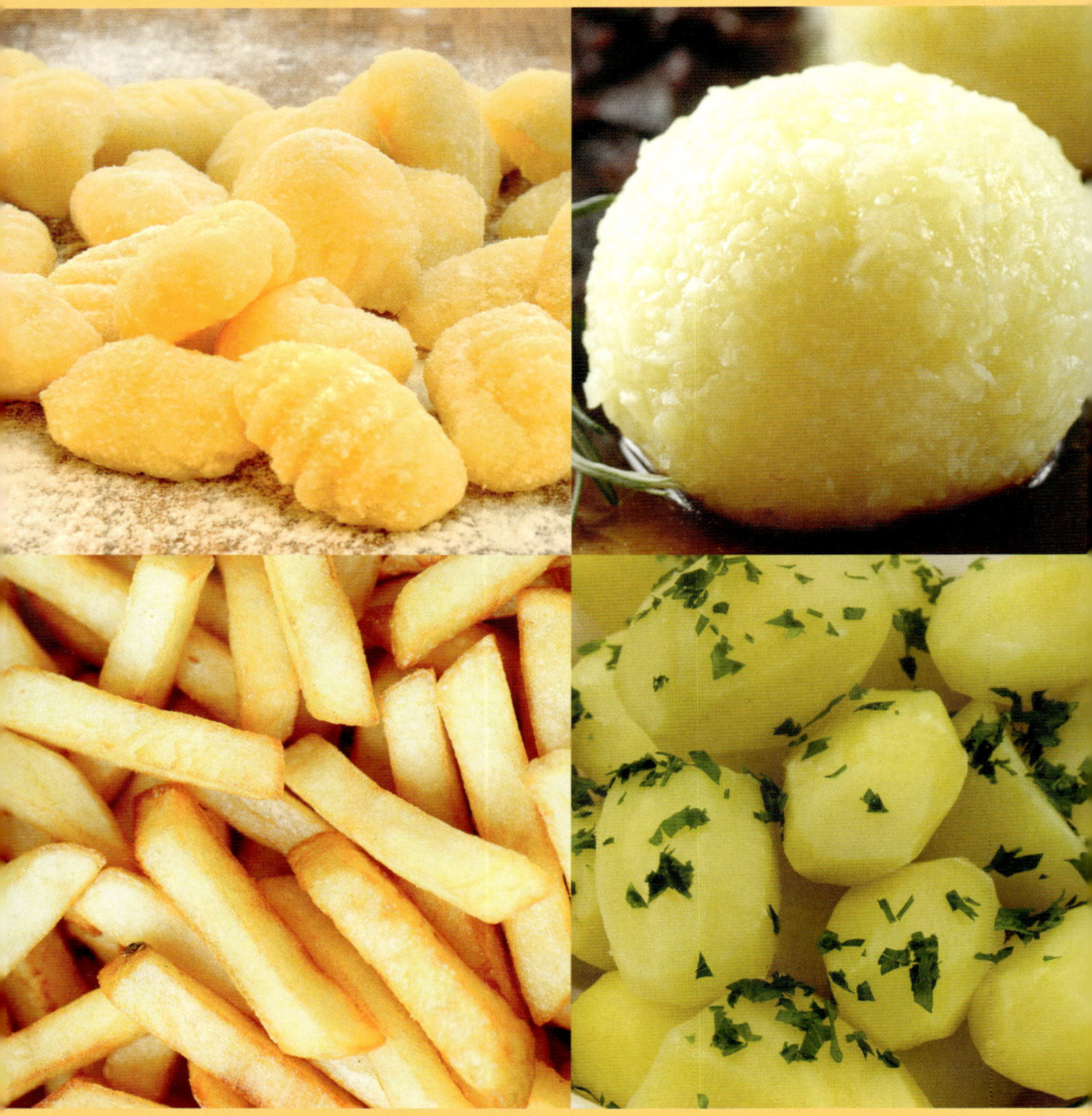

# Kartoffeln

## Test: Welcher Kartoffeltyp sind Sie?

Beantworten Sie folgende Fragen und finden Sie heraus, ob Kartoffeln für Sie eine Kohlenhydratfalle darstellen.

1. Was verbinden Sie mit dem Wort »Sonntagsbraten«?

a) Wie der Name schon sagt – dieser muss wöchentlich auf den Tisch. Selbstverständlich mit mindestens zwei Kartoffelklößen.

b) Sonntagsbraten? Bei schönem Wetter »braten« Sie gern selbst ein bisschen in der Sonne und essen lieber einen knackigen Salat.

c) In Ihrem Alltag ergibt sich die Gelegenheit für einen Braten mit Sauce alle paar Wochen einmal – dann greifen Sie gerne zu.

2. Der Inhaber der Currywurstbude ums Eck ...

a) ... kennt Sie noch nicht beim Vornamen, da Sie nur in Ausnahmefällen Ihren Heißhunger auf die Fritten bei ihm stillen.

b) ... weiß genau, dass Sie wie immer »Pommes rot-weiß« bestellen und stellt Mayo und Ketchup schon für Sie bereit.

c) ... denkt, Sie sind vom Gewerbeaufsichtsamt, weil Sie ihm zwar jeden Tag neugierig über die Schulter gucken, aber selten etwas bestellen.

3. Bei welchem Mittagsgericht in der Kantine läuft Ihnen das Wasser im Mund zusammen?

a) Gebackene Aubergine mit Mozzarella

b) Rinderroulade mit Salzkartoffeln und Apfelrotkohl

c) Tiroler Gröst'l mit Spiegelei

*Die Auswertung des Tests finden Sie auf den Seiten 52/53.*

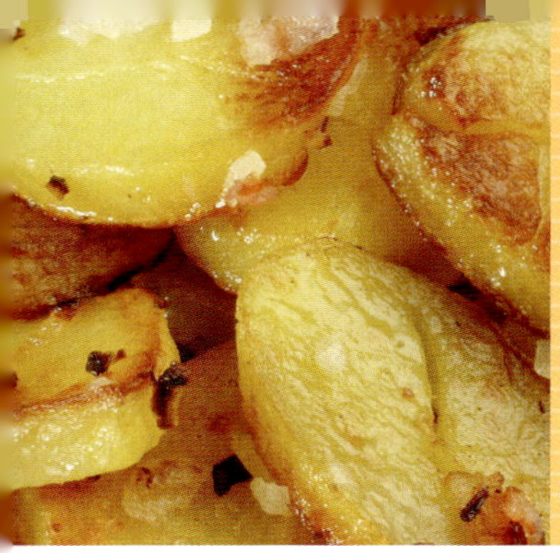

# Bratkartoffeln

Der Bratkartoffel, DEM Klassiker zum panierten Schnitzel, mit Zwiebeln und Speck in reichlich Schmalz herausgebacken, zu widerstehen, ist oft nicht leicht. Als »das Festessen der Arbeiter« bezeichnete man sie im 19. Jahrhundert. Also gut geeignet für Menschen, die täglich über zehn Stunden körperlich anstrengende Arbeit verrichtet haben – schaffen Sie das heute auch noch?

Mit einer Portion Bratkartoffeln tanken Sie 24 Gramm Kohlenhydrate. Das ist vergleichbar mit drei Kilogramm Sauerkraut, das in Sachen Vitamin-C-Gehalt dem Erdapfel leicht das Wasser reichen kann.

| Nährwertangaben | Energie (kcal) | Eiweiß (g) | Fett (g) | Kohlenhydrate (g) | Ballaststoffe (g) |
|---|---|---|---|---|---|
| Pro 100 g | 165,2 | 1,7 | 12,2 | 12,0 | 2,0 |
| Pro Portion (200 g) | 330,4 | 3,4 | 24,4 | 24,0 | 3,9 |

Achten Sie auf Ihre Kohlenhydrat-Tagesbilanz (siehe Seiten 12/13)!

0 80 100 140

**24,0**

## Gute Kohlenhydrate – schlechte Kohlenhydrate

Sie könnten rein rechnerisch 3 Kilogramm Sauerkraut essen, um die Kohlenhydratmenge einer Portion Bratkartoffeln zu erreichen.

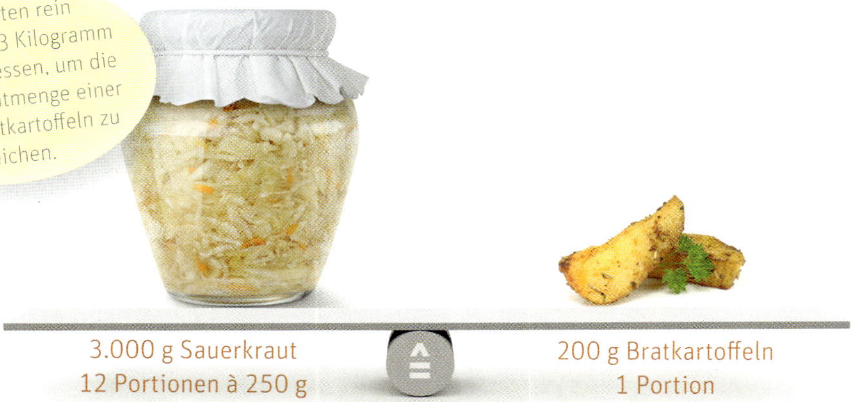
3.000 g Sauerkraut
12 Portionen à 250 g
≙
200 g Bratkartoffeln
1 Portion

# Gnocchi

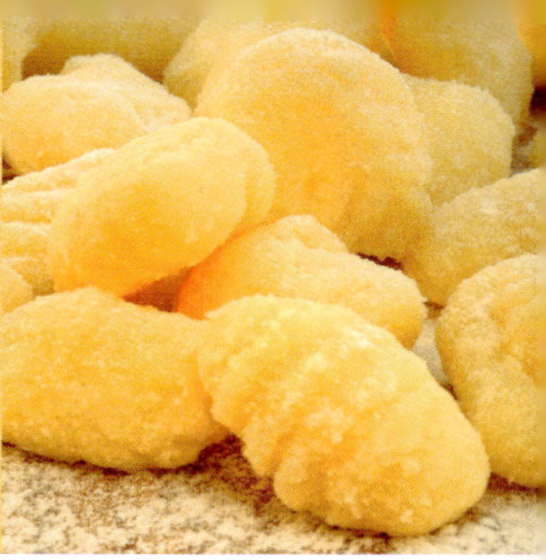

Die echten italienischen Gnocchi haben nichts mit Hartweizennudeln zu tun, denn sie bestehen aus Kartoffelteig und Mehl.
Hier treffen also gleich zwei stärkeliefernde Grundzutaten aufeinander. Gnocchi könnte man auch als kleine italienische Kartoffelklöße bezeichnen. Vieles, was in »mini« angeboten wird, verführt uns aber häufig dazu, »maxi« Portionen zu essen.

! 56 Gramm Kohlenhydrate liefert eine Gnocchiportion. Sie können stattdessen neun Portionen grüne Bohnen essen und unterstützen damit Ihren Haarwuchs und Stoffwechsel mit den Spurenelementen Mangan und Molybdän.

| Nährwertangaben | Energie (kcal) | Eiweiß (g) | Fett (g) | Kohlenhydrate (g) | Ballaststoffe (g) |
|---|---|---|---|---|---|
| Pro 100 g | 168,0 | 3,8 | 4,5 | 28,1 | n.a. |
| Pro Portion (200 g) | 336,0 | 7,6 | 9,0 | 56,2 | n.a. |

Achten Sie auf Ihre Kohlenhydrat-Tagesbilanz (siehe Seiten 12/13)!

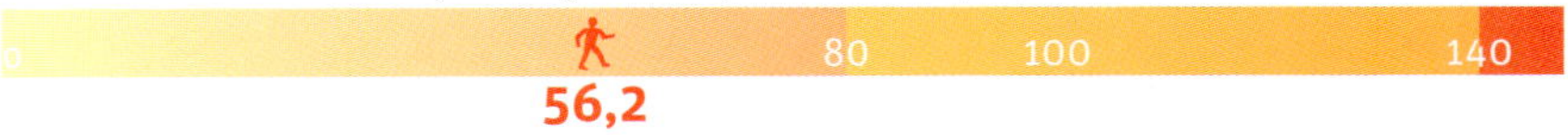


## Gute Kohlenhydrate – schlechte Kohlenhydrate

Sie könnten rein rechnerisch 1.750 Gramm grüne Bohnen essen, um die Kohlenhydratmenge einer Portion Gnocchi zu erreichen.

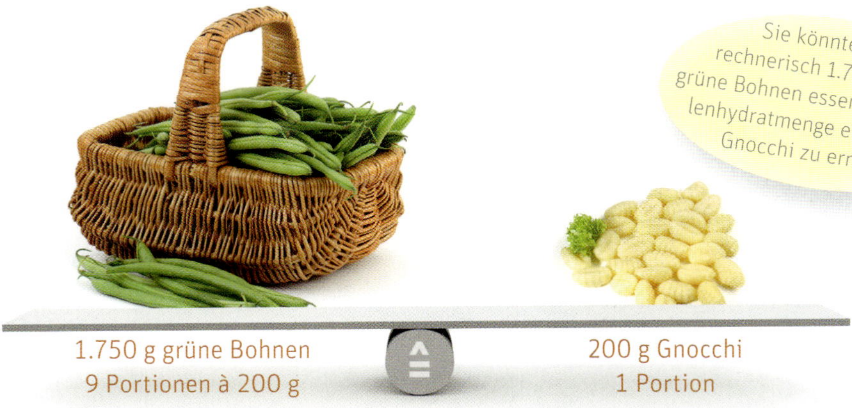

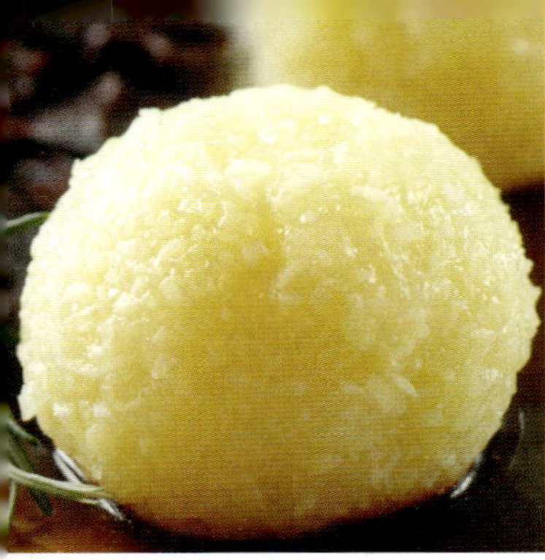

# Kartoffelklöße

Ob zu Schweinebraten oder zur Weihnachtsgans, die kugelrunde, stärkereiche Beilage gehört doch allein aus Tradition dazu, oder nicht? Klöße von Hand gerieben erfordern sogar noch ein kleines Muskel-Workout, aber oft wird nur auf fertigen Knödelteig zurückgegriffen. Und irgendwie ist immer zu viel von der guten Sauce auf dem Teller, das zwingt einen ja geradezu, noch einen Knödel zu bestellen. Mit den Sonntags-Klößen kommen leicht 46 Gramm Kohlenhydrate zusammen. Um diese Menge zu erreichen, können Sie die siebenfache Portion an Rotkohl essen und nebenbei – dank des gut verwertbaren Selens – Ihr Immunsystem enorm stärken.

| Nährwert-angaben | Energie (kcal) | Eiweiß (g) | Fett (g) | Kohlen-hydrate (g) | Ballaststoffe (g) |
|---|---|---|---|---|---|
| Pro 100 g | 108,9 | 2,4 | 0,5 | 23,4 | 2,1 |
| Pro Portion (200 g) | 217,8 | 4,8 | 0,9 | 46,8 | 4,2 |

Achten Sie auf Ihre Kohlenhydrat-Tagesbilanz (siehe Seiten 12/13)!

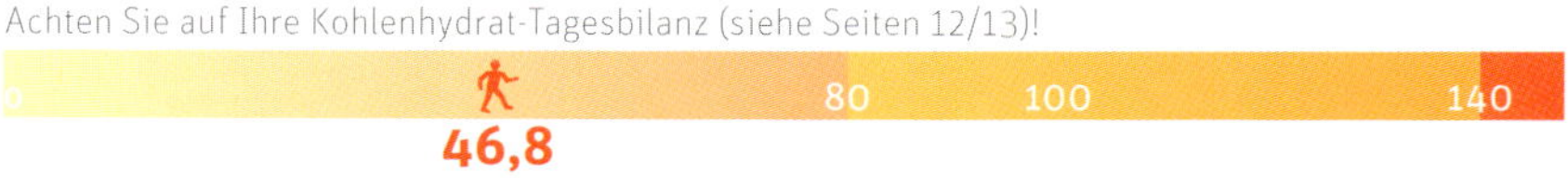


## Gute Kohlenhydrate – schlechte Kohlenhydrate

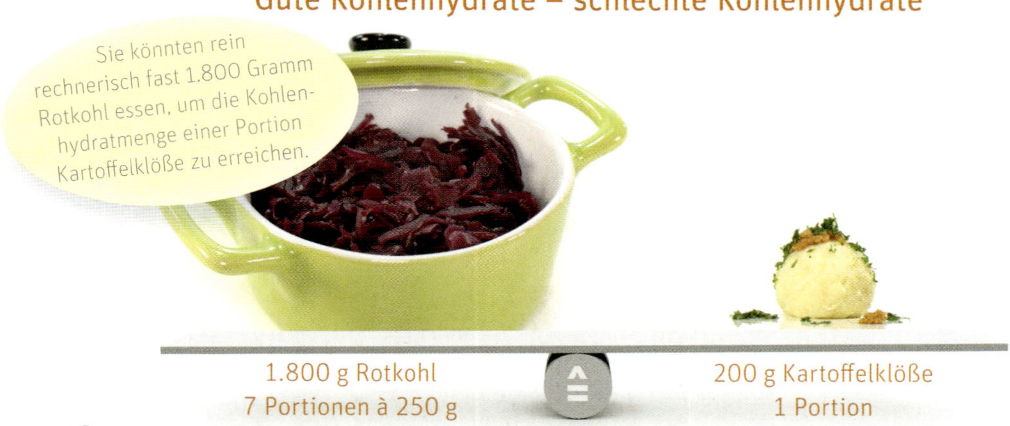


1.800 g Rotkohl
7 Portionen à 250 g

≙

200 g Kartoffelklöße
1 Portion

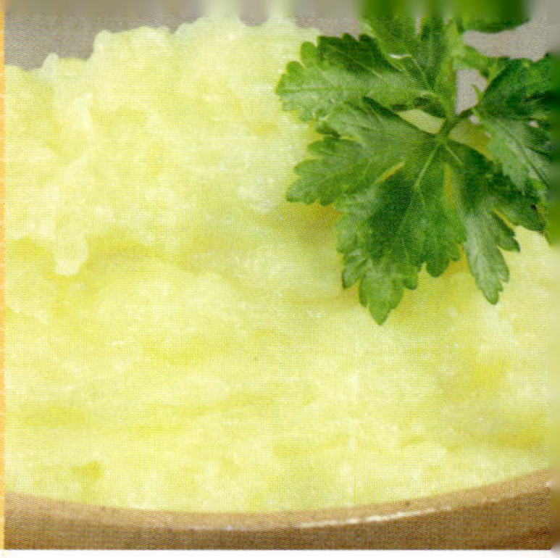

# Kartoffelpüree

Kartoffelbrei oder Kartoffelstampf kennen wir seit Kindertagen auf unseren Tellern. Wenn Mutti gekocht hat, war es meist selbstgemacht und nicht aus diesen Fertigpackungen, die sich im Supermarkt häufen.
»Heißes Wasser drauf und fertig« – da keine großen Kochkünste gefragt sind, ist der Kartoffelbrei in vielen Studentenbuden und Seniorenhaushalten anzutreffen.

❗ Eine Portion »Erinnerung an Kindertage« schlägt mit 23 Gramm Kohlenhydraten zu Buche. Für die gleiche Menge an Kohlenhydraten kann auch ein Kilogramm Blumenkohl auf Ihrem Teller liegen – als Püree übrigens ebenso geeignet.

| Nährwertangaben | Energie (kcal) | Eiweiß (g) | Fett (g) | Kohlenhydrate (g) | Ballaststoffe (g) |
|---|---|---|---|---|---|
| Pro 100 g | 84,2 | 2,3 | 3,0 | 11,5 | 1,6 |
| Pro Portion (200 g) | 168,3 | 4,7 | 5,9 | 23,1 | 3,3 |

Achten Sie auf Ihre Kohlenhydrat-Tagesbilanz (siehe Seiten 12/13)!

0 – 80 – 100 – 140

23,1

## Gute Kohlenhydrate – schlechte Kohlenhydrate

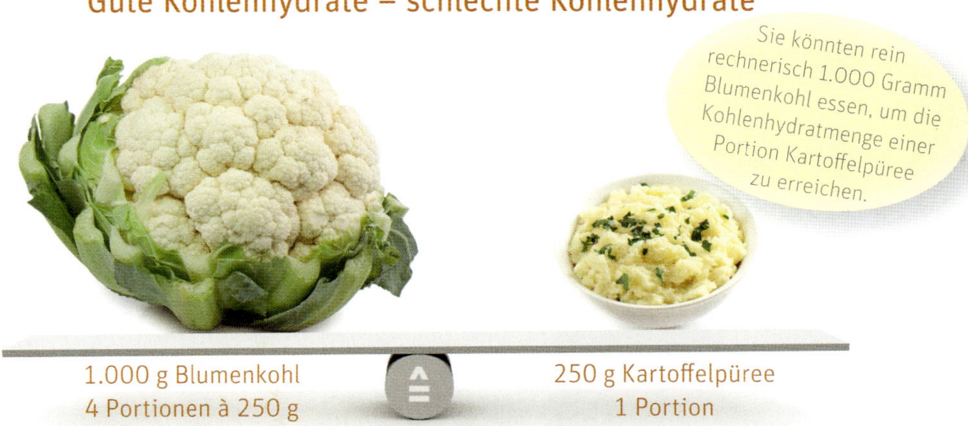
Sie könnten rein rechnerisch 1.000 Gramm Blumenkohl essen, um die Kohlenhydratmenge einer Portion Kartoffelpüree zu erreichen.
1.000 g Blumenkohl
4 Portionen à 250 g
250 g Kartoffelpüree
1 Portion

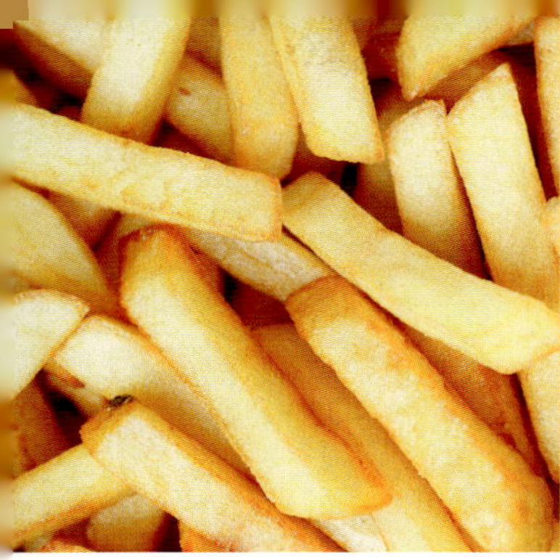

# Pommes frites

Die goldgelben Kartoffelsticks zählen zu den beliebtesten Tiefkühlprodukten. Nicht nur in kinderreichen Haushalten finden wir sie im Gefrierfach – an jeder Straßenecke und mindestens einmal pro Woche in der Kantine werden sie uns angeboten. Auch wenn Sie die fettärmere Variante aus dem Backrohr mit Ketchup statt mit Mayo bevorzugen, die Pommes bleiben ein schwergewichtiger Kohlenhydratlieferant.

Mit einer Portion Pommes klingeln 52 Gramm Kohlenhydrate in Ihrer »Tagesbilanz«. Erst mit knapp 1,5 Kilogramm Kohlrabi erreichen Sie die gleiche Menge und decken damit sogar noch 90 Prozent Ihres täglichen Eisenbedarfs ab.

| Nährwertangaben | Energie (kcal) | Eiweiß (g) | Fett (g) | Kohlenhydrate (g) | Ballaststoffe (g) |
|---|---|---|---|---|---|
| Pro 100 g | 277,2 | 3,6 | 17,6 | 26,1 | 2,6 |
| Pro Portion (200 g) | 554,4 | 7,1 | 35,1 | 52,3 | 5,3 |

Achten Sie auf Ihre Kohlenhydrat-Tagesbilanz (siehe Seiten 12/13)!

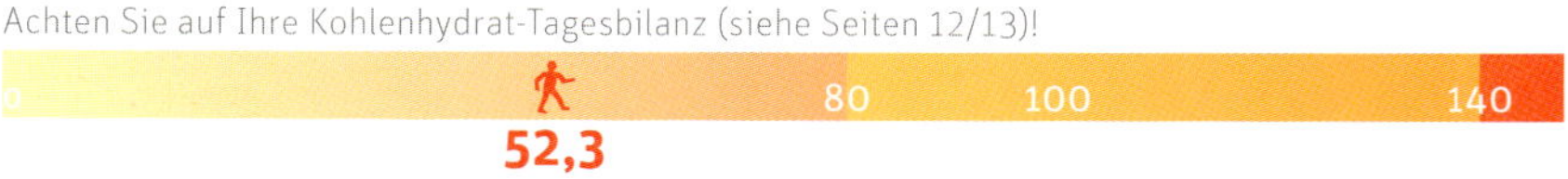
0
80
100
140
52,3

## Gute Kohlenhydrate – schlechte Kohlenhydrate

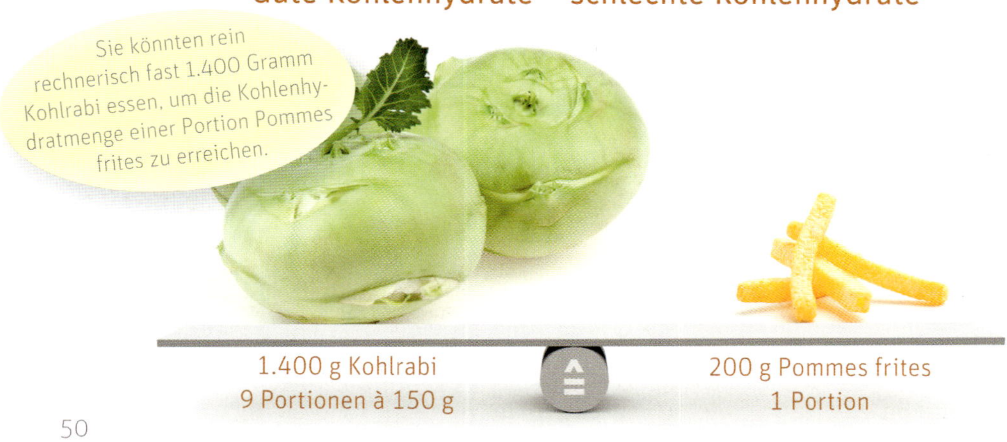
Sie könnten rein rechnerisch fast 1.400 Gramm Kohlrabi essen, um die Kohlenhydratmenge einer Portion Pommes frites zu erreichen.
1.400 g Kohlrabi
9 Portionen à 150 g
≙
200 g Pommes frites
1 Portion

# Salzkartoffeln

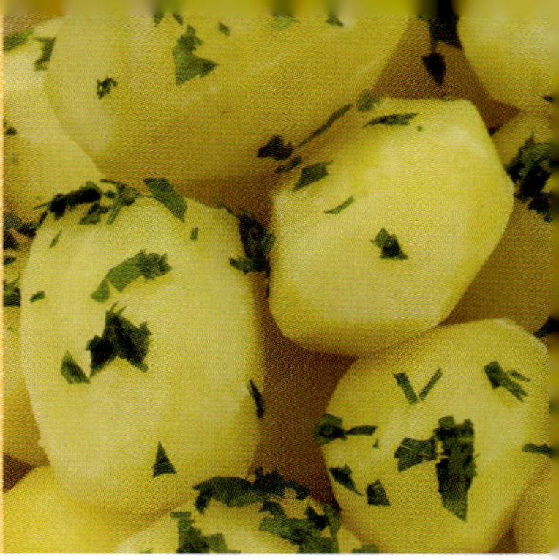

Was wäre die deutsche Hausmannskost ohne die geschälte und in Salzwasser gekochte Kartoffel? Im Vergleich zu ihren Kollegen Pommes und Bratkartoffel liefert sie wegen des geringen Fettanteils weniger Kalorien, aber trotzdem eine reichliche Portion Kohlenhydrate. Übrigens: Zum Schutz der Mikronährstoffe die Kartoffeln lieber mit Schale in wenig Wasser kochen.

Mit einer Portion Salzkartoffeln nehmen Sie 28 Gramm Kohlenhydrate zu sich. Im Vergleich dazu liefert eine Portion Lauchgemüse sechs Gramm. Letzteres unterstützt Ihren Vitaminhaushalt ebenfalls sehr gut.

| Nährwertangaben | Energie (kcal) | Eiweiß (g) | Fett (g) | Kohlenhydrate (g) | Ballaststoffe (g) |
|---|---|---|---|---|---|
| Pro 100 g | 68,9 | 2,0 | 0,1 | 14,3 | 2,3 |
| Pro Portion (200 g) | 137,8 | 3,9 | 0,2 | 28,6 | 4,6 |

Achten Sie auf Ihre Kohlenhydrat-Tagesbilanz (siehe Seiten 12/13)!

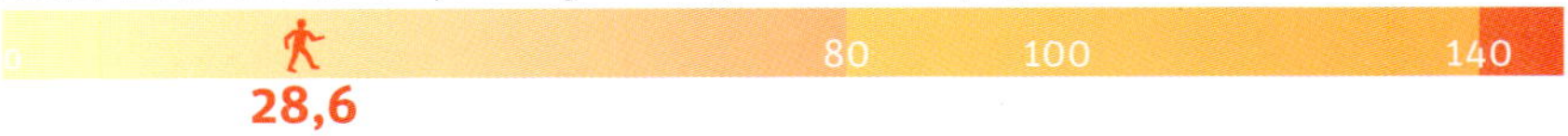
0
80
100
140
28,6

## Gute Kohlenhydrate – schlechte Kohlenhydrate

Sie könnten rein rechnerisch 1.150 Gramm Lauch essen, um die Kohlenhydratmenge einer Portion Salzkartoffeln zu erreichen.

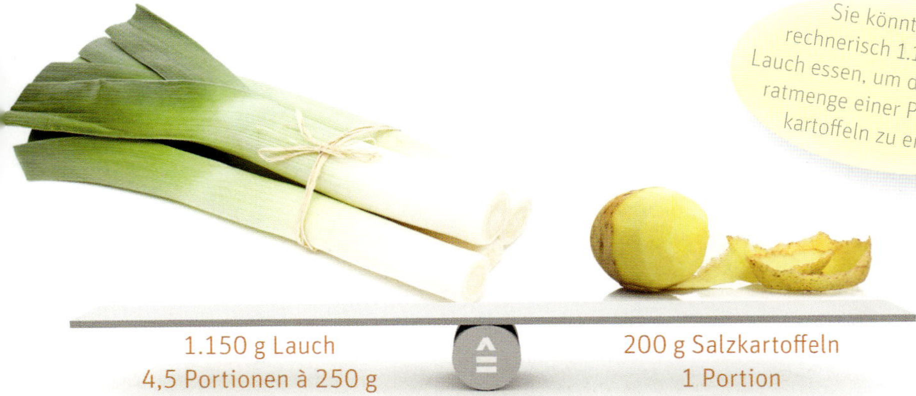
1.150 g Lauch
4,5 Portionen à 250 g
≙
200 g Salzkartoffeln
1 Portion

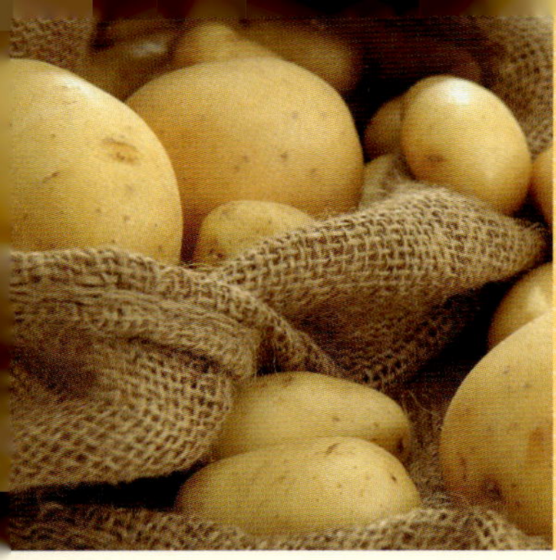

# Testauswertung

## Welcher Kartoffeltyp sind Sie?

Zählen Sie Ihre Punkte zusammen:

- 1 a) = 15
- 1 b) = 5
- 1 c) = 10
- 2 a) = 10
- 2 b) = 15
- 2 c) = 5
- 3 a) = 5
- 3 b) = 10
- 3 c) = 15

15–20 Punkte

**Kartoffeln? – Es geht auch gut ohne!**

Kartoffeln landen so gut wie nie in Ihrem Einkaufskorb. Wenn, dann verirrt sich mal eine Salzkartoffel im Restaurant auf Ihrem Teller, die Sie aber häufig liegen lassen.

Was die Kartoffelbeilagen anbelangt, sind Sie sicherlich nicht gefährdet, zu viele Kohlenhydrate zu sich zu nehmen. Schmökern Sie ruhig im Kapitel »Gute Kohlenhydrate« (ab Seite 79), um Ihre Auswahl an alternativen kohlenhydratarmen Beilagen zu vergrößern. Dort finden Sie noch mehr Inspirationen, Ihre Gesundheit und schlanke Linie zu unterstützen.

25–35 Punkte

**Kartoffeln? – Klar, für mehr Abwechslung auf dem Speiseplan.**

Mit Genuss gönnen Sie sich von Zeit zu Zeit richtig deftige Kartoffelbeilagen. Auch wenn das nicht jeden Tag der Fall ist, bedenken Sie bitte, dass vor allem Pommes frites Ihre Kohlenhydratbilanz arg belasten. Wenn

Sie Gewicht verlieren möchten, sollten Sie im Kapitel »Kartoffelbeilagen« (ab Seite 45) schmökern, um die ein oder andere Kartoffelfalle zukünftig zu umgehen.
Es gibt sicherlich noch Verbesserungsmöglichkeiten. Leckere Rezepte für alternative Beilagen finden Sie im Kapitel »Gute Kohlenhydrate« – also essen Sie lieber mehr Vitalstoffe aus Gemüse als Kohlenhydrate aus Kartoffeln.

40–45 Punkte

**Ein Leben ohne Kartoffeln? – Unvorstellbar!**

Kartoffeln, ob als Bratkartoffeln, Pommes oder Klöße, gehören für Sie zu (fast) jeder warmen Mahlzeit dazu. Nicht selten landet die stärkereiche Beilage beim Mittag- UND Abendessen auf Ihrem Teller – und das in einer Menge, die den Magen sehr gut füllt.
Werfen Sie einen Blick auf die Kartoffel-Hitliste (Seiten 18/19), damit Sie in Zukunft dem Kartoffelpüree den Vortritt vor den Pommes frites geben. Noch besser ist es allerdings, Sie lassen sich im Kapitel »Gute Kohlenhydrate« von den vielen Alternativen für »schlaue Sättigungsbeilagen« inspirieren. Sie möchten dauerhaft Gewicht verlieren? Dann sollte mindestens fünfmal pro Woche die »schlaue Sättigungsbeilage« auf Ihrem Teller landen. Probieren Sie es aus – Sie werden gut gesättigt sein und sich dauerhaft wohlfühlen.

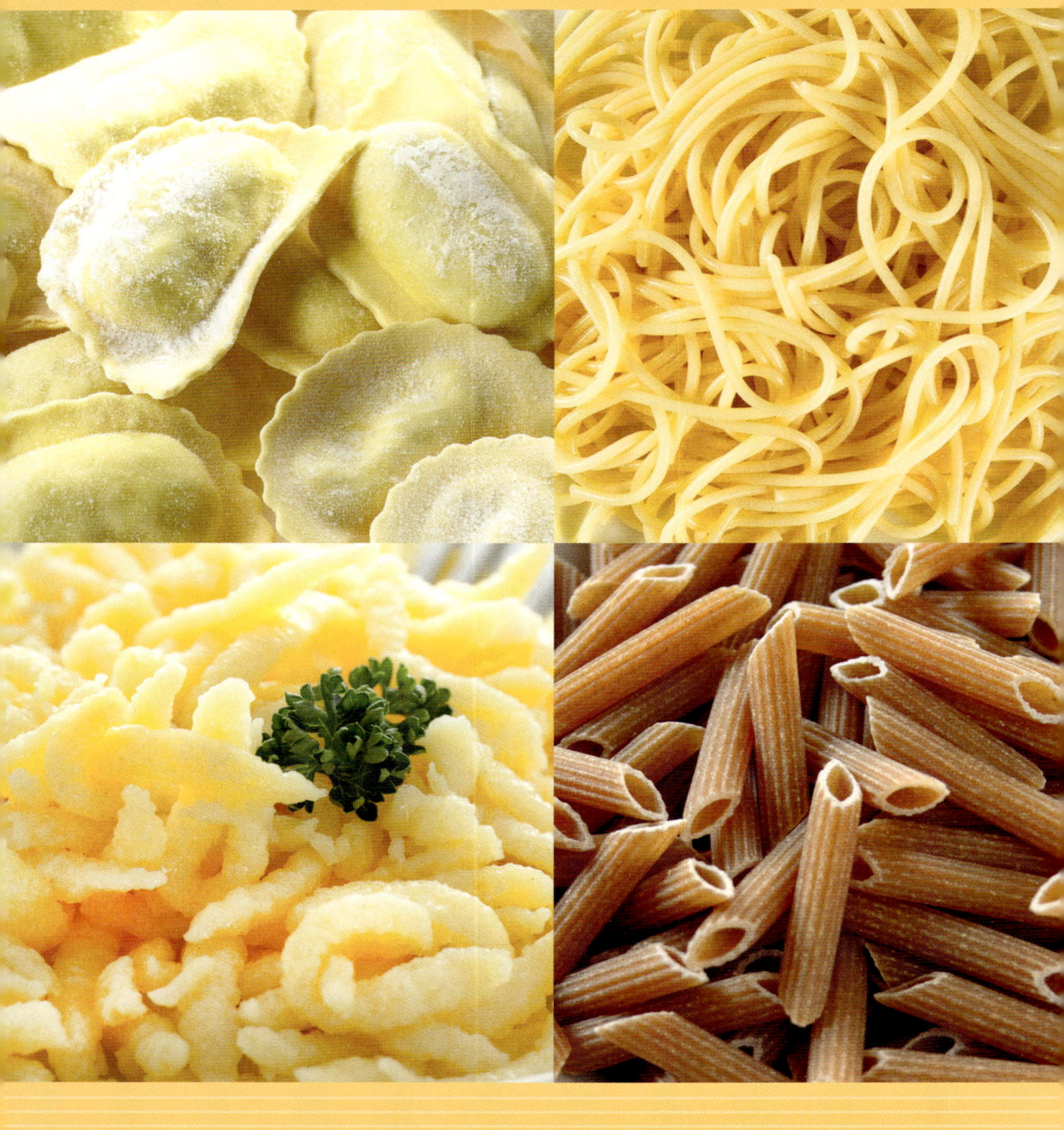

# Nudeln

## Test: Welcher Nudeltyp sind Sie?

Beantworten Sie folgende Fragen und finden Sie heraus, ob Nudeln für Sie eine Kohlenhydratfalle darstellen.

1. Was fällt Ihnen spontan zu dem Begriff »Nudeln« ein?

a) Spaghetti vongole, Tagliatelle mit Steinpilzen, Bandnudeln mit frischem Bärlauchpesto ... kann ich immer mal wieder genießen.

b) Nudeln machen glücklich, das weiß doch jedes Kind. Ohne Nudeln ist das Leben nur halb so schön.

c) Nudeln habe ich früher ständig gegessen, heute gibt's die höchstens einmal im Monat.

2. Eiernudeln – wie früher bei Muttern?

a) Eiernudeln? Eier sind mir lieber in einem Omelette.

b) Eiernudeln habe ich schon als Kind so gern gegessen, da hau ich auch heute noch so richtig rein. Eine zweite Portion als Nachschlag – na selbstverständlich!

c) Eiernudeln gibt's nach wie vor nur bei Muttern – und da genieße ich sie dann auch.

3. Ravioli – Ihr Leibgericht?

a) Ravioli aus der Dose gab's früher beim Campingurlaub. Die aus der italienischen Feinschmeckertheke leiste ich mir nicht.

b) Wenn's Ravioli bei mir gibt, dann die guten aus der Kühltheke. Auch die frischen bei einem guten Italiener bestell' ich mir hin und wieder.

c) Ravioli aus der Dose sind ungeheuer praktisch, wenn's mal wieder schnell gehen muss – und das ist bei mir ziemlich oft der Fall.

*Die Auswertung des Tests finden Sie auf den Seiten 62/63.*

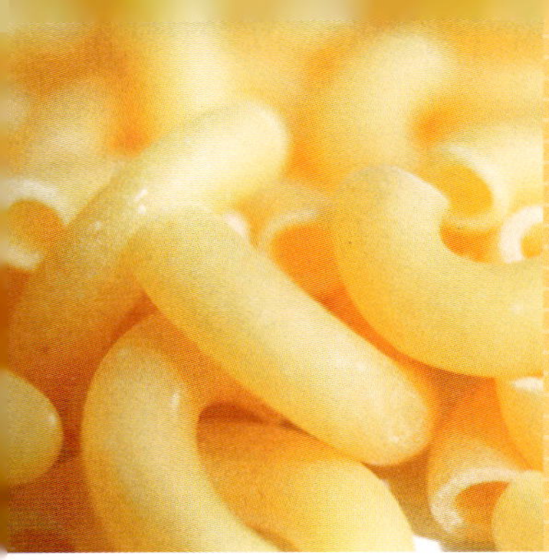

# Eiernudeln

Mit Eiernudeln verbinden wir traditionell die besonders guten Nudeln, denn der Name klingt ja nach viel Ei und nicht nach Mehl. Allerdings werden dem Weichweizen-Nudelteig aus dem Norden Europas nur Eier für die Festigkeit hinzugegeben. In den südlichen Regionen verwendet man dagegen den sonnenverwöhnten Hartweizen, der ohne Ei auskommt. Doch ob Ei oder Hartweizen: Die Kohlenhydratmenge ist bei beiden Sorten hoch.

**!** Eine Portion Nudeln liefert fast 50 Gramm Kohlenhydrate. Eine Portion Brokkoli nur ein Zehntel davon. Mit fünf Gramm Kohlenhydraten pro Portion sorgt er auch noch für eine »grüne Krebsvorsorge«.

| Nährwertangaben | Energie (kcal) | Eiweiß (g) | Fett (g) | Kohlenhydrate (g) | Ballaststoffe (g) |
|---|---|---|---|---|---|
| Pro 100 g* | 126,0 | 4,4 | 1,0 | 24,4 | 1,9 |
| Pro Portion (200 g) | 251,9 | 8,8 | 2,0 | 48,8 | 3,8 |

Achten Sie auf Ihre Kohlenhydrat-Tagesbilanz (siehe Seiten 12/13)!

*100 g gegart entspricht ca. 50 g Rohware

0 80 100 140

**48,8**

## Gute Kohlenhydrate – schlechte Kohlenhydrate

Sie könnten rein rechnerisch 2.600 Gramm Brokkoli essen, um die Kohlenhydratmenge einer Portion Eiernudeln zu erreichen.

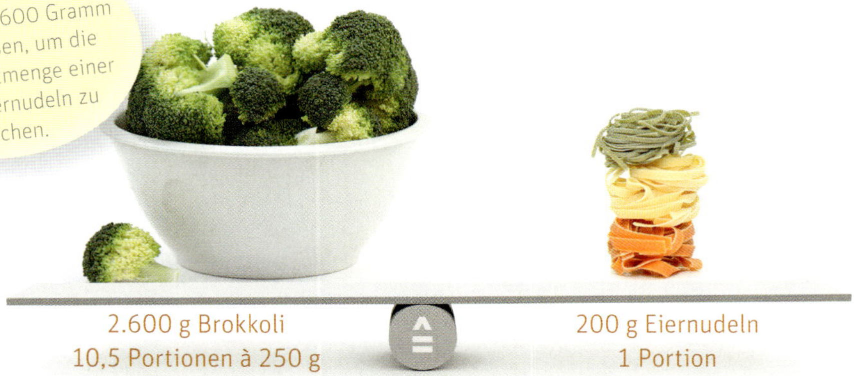

2.600 g Brokkoli
10,5 Portionen à 250 g

200 g Eiernudeln
1 Portion

# Maultaschen

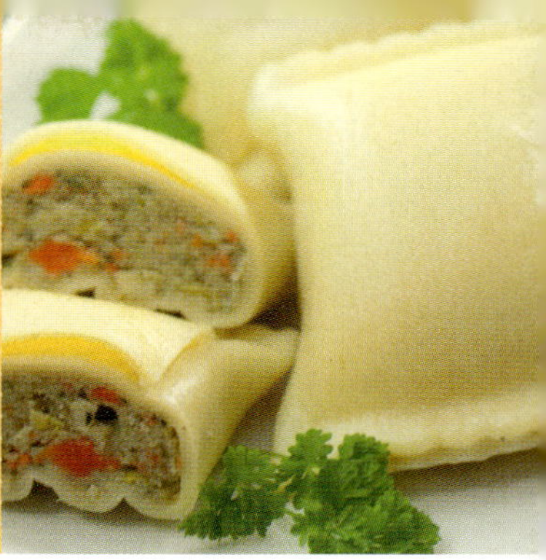

Die Schwäbischen Maultaschen waren früher ein »Arme-Leute-Essen«. Heute sind sie zu einem praktischen »Nudelfertiggericht« avanciert, das sich eingeschweisst und tiefgekühlt in vielen Geschmacksrichtungen in jedem Supermarkt findet. Leider verleiten auch Maultaschen zum Essen großer Portionen. Eine Portion Maultaschen in der Pfanne gebräunt bringt mehr als 50 Gramm Kohlenhydrate in Ihre Tagesbilanz. Eine Portion gegarte Auberginen hingegen nur fünf Gramm, schützt aber ganz nebenbei auch noch vor freien Radikalen, die bei Stoffwechselprozessen in Ihrem Körper entstehen und als Hauptursache für den Alterungsprozess gelten.

| Nährwertangaben | Energie (kcal) | Eiweiß (g) | Fett (g) | Kohlenhydrate (g) | Ballaststoffe (g) |
|---|---|---|---|---|---|
| Pro 100 g | 263,1 | 12,6 | 12,0 | 26,0 | 1,6 |
| Pro Portion (200 g) | 526,2 | 25,2 | 23,9 | 52,1 | 3,1 |

Achten Sie auf Ihre Kohlenhydrat-Tagesbilanz (siehe Seiten 12/13)!

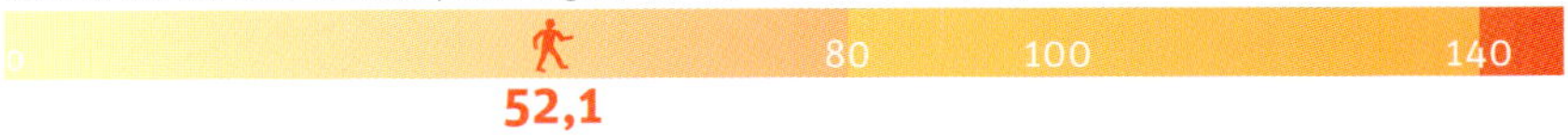


## Gute Kohlenhydrate – schlechte Kohlenhydrate

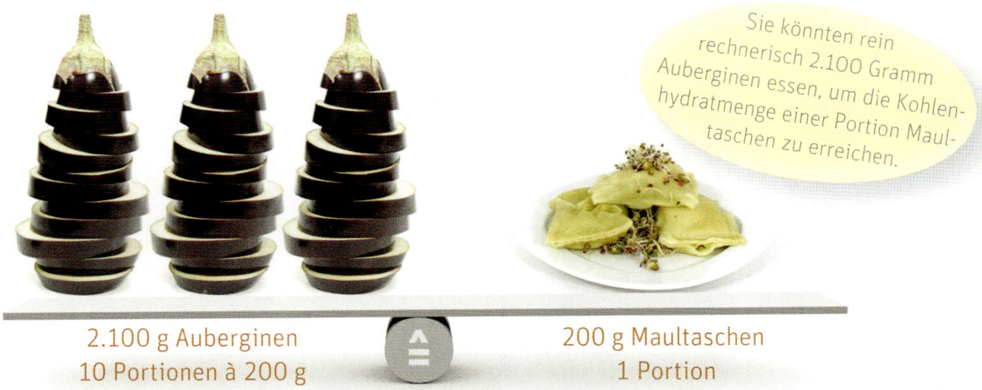


2.100 g Auberginen
10 Portionen à 200 g

200 g Maultaschen
1 Portion

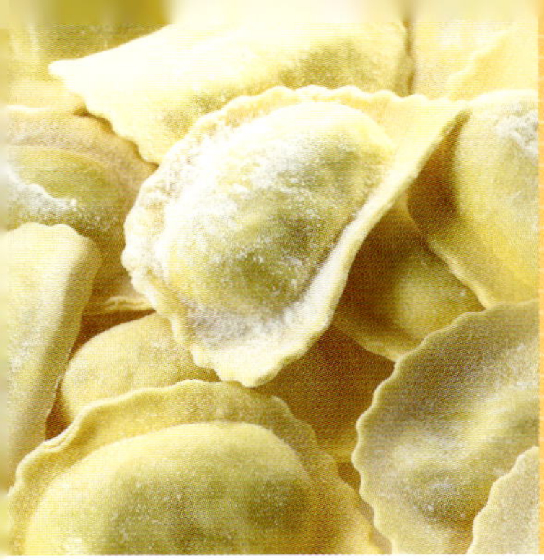

# Ravioli

Echte Ravioli zu Hause herzustellen ist schwierige Handarbeit, an der sich private Küchenchefs allenfalls am Wochenende versuchen. In Deutschland sind Ravioli vorwiegend als Dosennahrung und in Verbindung mit Tomatensauce und einer Hackfleischfüllung bekannt. Es gibt sie aber auch frisch aus der Kühltheke oder als Spezialität vom Italiener, z. B. gefüllt mit Rucola, Steinpilzen oder Käse.

**!** Bereits eine Portion Ravioli mit Tomatensauce enthält knapp 40 Gramm Kohlenhydrate, im Vergleich dazu hat Blattspinat gerade mal ein Gramm und noch einen wahren Cocktail an bioaktiven Fitmachern.

| Nährwertangaben* | Energie (kcal) | Eiweiß (g) | Fett (g) | Kohlenhydrate (g) | Ballaststoffe (g) |
|---|---|---|---|---|---|
| Pro 100 g | 177,8 | 8,2 | 7,5 | 19,2 | 1,6 |
| Pro Portion (200 g) | 355,6 | 16,3 | 14,9 | 38,4 | 3,3 |

Achten Sie auf Ihre Kohlenhydrat-Tagesbilanz (siehe Seiten 12/13)!

* Angaben: Ravioli in Tomatensauce

0 – 80 – 100 – 140

**38,4**

## Gute Kohlenhydrate – schlechte Kohlenhydrate

Sie könnten rein rechnerisch 6.400 Gramm Blattspinat essen, um die Kohlenhydratmenge einer Portion Ravioli in Tomatensauce zu erreichen.

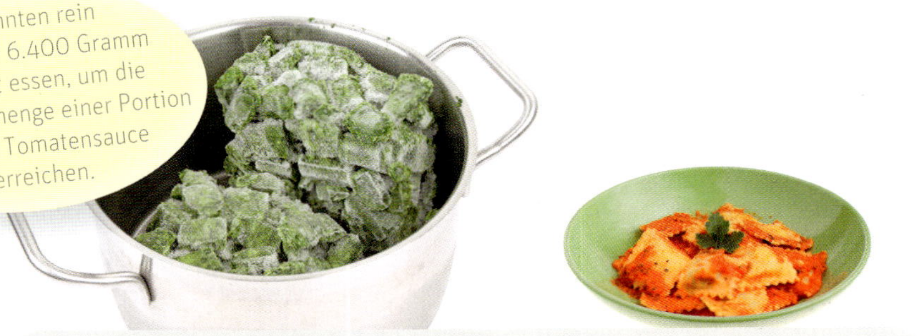

6.400 g Blattspinat
43 Portionen à 150 g

200 g Ravioli in Tomatensauce
1 Portion

# Spaghetti

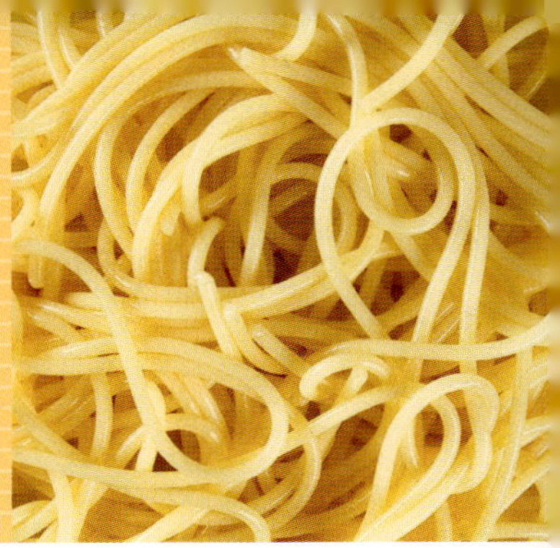

Schnell und unkompliziert zubereitet, günstig im Preis – Spaghetti sind die beliebtesten Nudeln der Deutschen. Im Schnitt verspeisen wir – Tendenz steigend – etwa acht Kilogramm Nudeln im Jahr und liegen damit im europäischen »Nudelvergleich« mit an der Spitze. Mindestens einmal pro Woche stehen Makkaroni auf dem Tisch, bei Familien mit Kindern sogar noch häufiger.

**!** Mit einer Portion Spaghetti nehmen Sie schnell 60 Gramm Kohlenhydrate auf. Weniger Spaghetti und viel Tomatensauce reduziert nicht nur Ihre Kohlenhydratmenge, sondern stärken auch noch Ihr Immunsystem.

| Nährwertangaben | Energie (kcal) | Eiweiß (g) | Fett (g) | Kohlenhydrate (g) | Ballaststoffe (g) |
|---|---|---|---|---|---|
| Pro 100 g* | 149,6 | 5,4 | 0,5 | 30,3 | 2,3 |
| Pro Portion (200 g) | 299,2 | 10,8 | 1,0 | 60,7 | 4,6 |

Achten Sie auf Ihre Kohlenhydrat-Tagesbilanz (siehe Seiten 12/13)!

*100 g gegart entspricht ca. 50 g Rohware

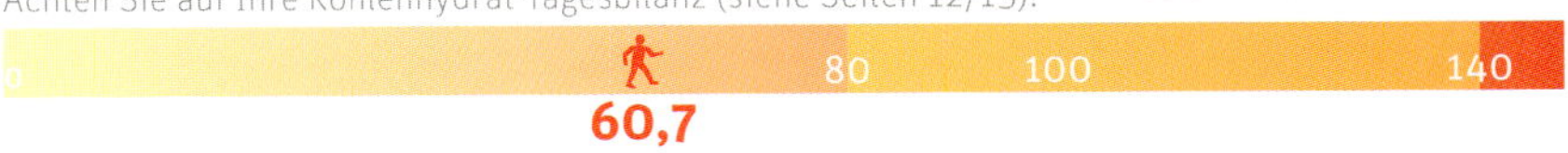


## Gute Kohlenhydrate – schlechte Kohlenhydrate

Sie könnten rein rechnerisch 2.300 Gramm Tomaten essen, um die Kohlenhydratmenge einer Portion Spaghetti zu erreichen.

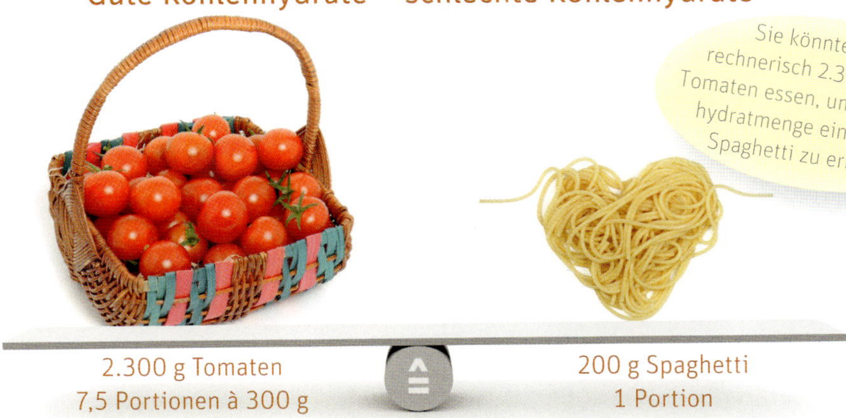

2.300 g Tomaten
7,5 Portionen à 300 g

200 g Spaghetti
1 Portion

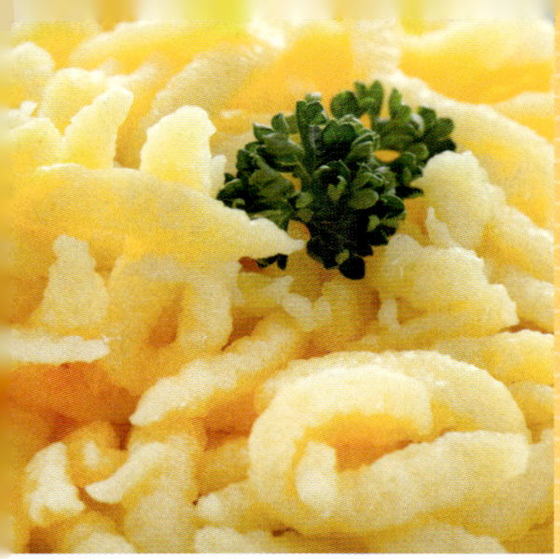

# Spätzle

Spätzle aus der Tüte in die Pfanne, Sauce dazu und fertig ist die »Kohlenhydrat-Bombe«. Wenn Sie den Spätzleteig aus Weißmehl, Eiern und Wasser selbst kneten und ins Wasser schaben, haben Sie sich durch Ihren Muskeleinsatz eine kleine Portion Spätzle verdient. Aber egal, ob fertig verpackt oder selbst geschabt, ob Käse-, Spinat- oder Schinkenrahmspätzle, die Kohlenhydratmenge bleibt unverändert hoch.

**!** Eine Portion Spätzle enthält circa 50 Gramm Kohlenhydrate. Die gleiche Menge steckt in acht Kilogramm Champignons, die ganz nebenbei auch noch blutdrucksenkende Wirkung haben.

| Nährwertangaben | Energie (kcal) | Eiweiß (g) | Fett (g) | Kohlenhydrate (g) | Ballaststoffe (g) |
|---|---|---|---|---|---|
| Pro 100 g | 126,0 | 4,4 | 1,0 | 24,4 | 1,9 |
| Pro Portion (200 g) | 251,9 | 8,8 | 2,0 | 48,8 | 3,8 |

Achten Sie auf Ihre Kohlenhydrat-Tagesbilanz (siehe Seiten 12/13)!

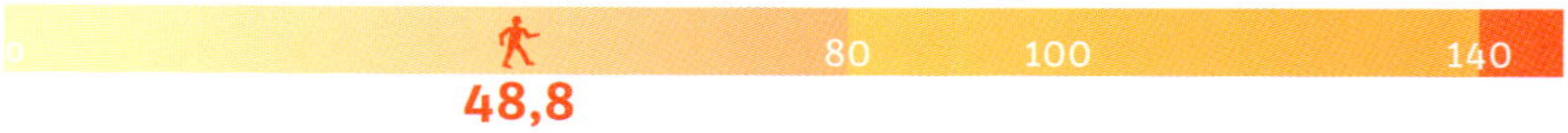
0
80
100
140
48,8

## Gute Kohlenhydrate – schlechte Kohlenhydrate

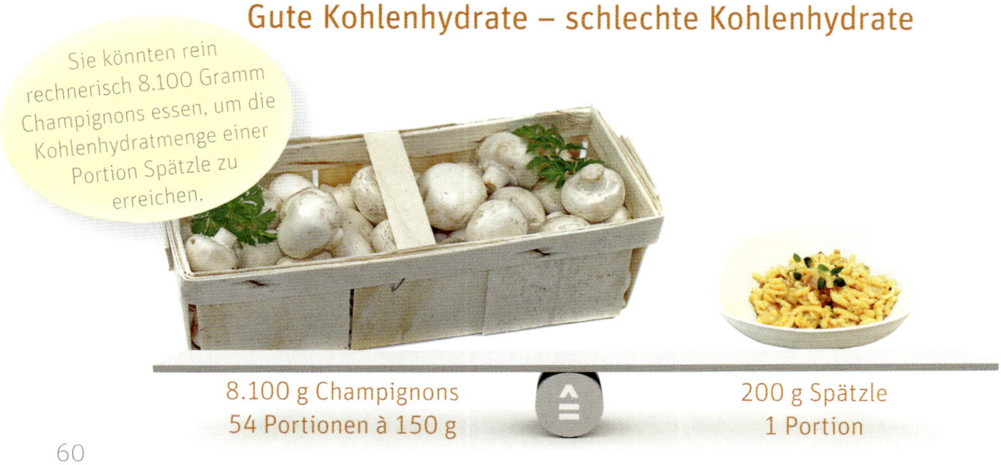
Sie könnten rein rechnerisch 8.100 Gramm Champignons essen, um die Kohlenhydratmenge einer Portion Spätzle zu erreichen.
8.100 g Champignons
54 Portionen à 150 g
200 g Spätzle
1 Portion

# Vollkornnudeln

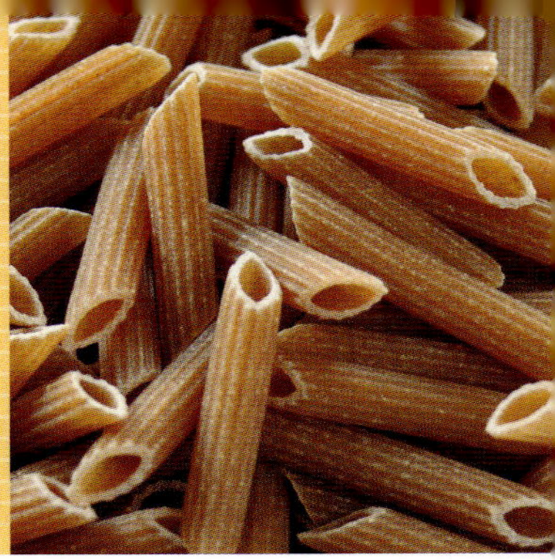

Die gesunde Nudel?
In Bezug auf Ballast- und Nährstoffe schneidet sie besser als alle anderen Nudelvarianten ab, da hier das volle Korn vermahlen wird. Kohlenhydrate liefert sie allerdings genauso viele wie ihre »Weißmehl-Kollegen«. Gesund wird die Nudel – egal, ob aus Weißmehl oder Vollkorn – allenfalls durch eine gemüsereiche Sauce.

! Eine Portion Vollkornnudeln hat mit 52 Gramm elfmal so viele Kohlenhydrate wie eine Portion Spargel. Und mit Spargel spülen Sie noch kräftig ihre Nieren und Harnwege durch.

| Nährwert-angaben | Energie (kcal) | Eiweiß (g) | Fett (g) | Kohlen-hydrate (g) | Ballaststoffe (g) |
|---|---|---|---|---|---|
| Pro 100 g* | 138,9 | 5,8 | 1,1 | 26,1 | 5,2 |
| Pro Portion (200 g) | 277,7 | 11,5 | 2,2 | 52,1 | 10,4 |

*100 g gegart entspricht ca. 50 g Rohware

Achten Sie auf Ihre Kohlenhydrat-Tagesbilanz (siehe Seiten 12/13)!

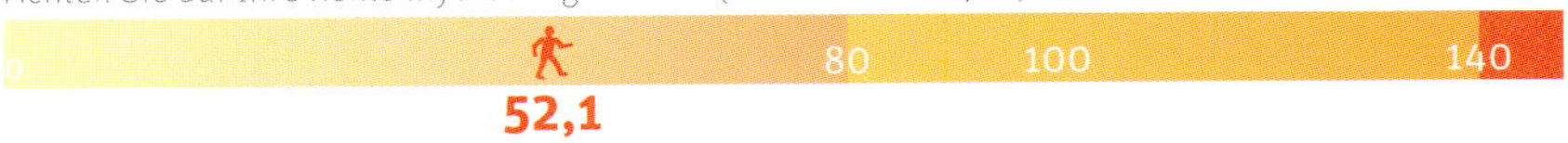


## Gute Kohlenhydrate – schlechte Kohlenhydrate

Sie könnten rein rechnerisch 3.250 Gramm Spargel essen, um die Kohlenhydratmenge einer Portion Vollkornnudeln zu erreichen.

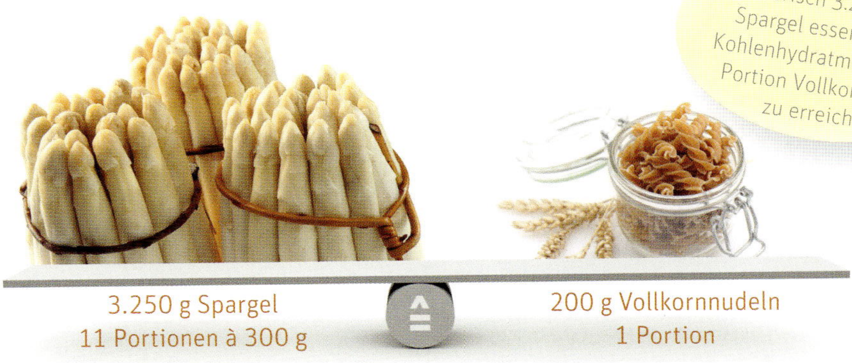

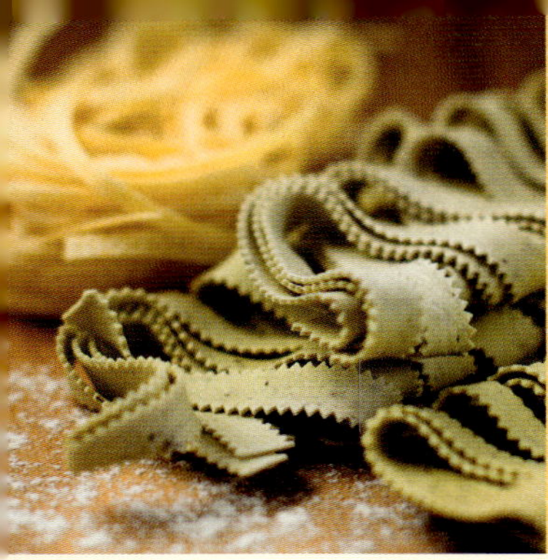

# Testauswertung

## Welcher Nudeltyp sind Sie?

Zählen Sie Ihre Punkte zusammen:

- 1 a) = 10
- 1 b) = 15
- 1 c) = 5
- 2 a) = 5
- 2 b) = 15
- 2 c) = 10
- 3 a) = 5
- 3 b) = 10
- 3 c) = 15

15–20 Punkte

**Nudeln? – Es geht auch gut ohne!**

Bravo! Sie schaffen es vermutlich, beim Einkaufen die Nudeln einfach zu übersehen. So kann Ihnen die Nudel – eine der größten Kohlenhydratfallen überhaupt – wenig anhaben. Sicher kennen Sie schon einige leckere Gemüsegerichte, auf die Sie gerne zurückgreifen. Kartoffelgerichte und Brotzeiten sind auf keinen Fall eine Alternative.

Ab Seite 86 erhalten Sie im Kapitel »Gute Kohlenhydrate« weitere Inspirationen für die Zubereitung von leckeren Gemüsegerichten.

25–35 Punkte

**Nudeln? – Klar, für mehr Abwechslung auf dem Speiseplan.**

In puncto Nudelgerichte sind Sie ein wahrer Genießer. Wenn's Ihnen schmeckt, schlagen Sie auch gerne mal über die Stränge. Passiert Ihnen dies allerdings häufiger, müssen Sie auch irgendwann Ihren Gürtel weiter stellen. Sie sollten versuchen, die Nudelportionen etwas kleiner zu gestalten und sich dafür häufiger leckere Gemüsevarianten gönnen.

Ab Seite 86 bekommen Sie im Kapitel »Gute Kohlenhydrate« Anregungen für vitalstoffreiche Gemüsegerichte.

40–45 Punkte

**Ein Leben ohne Nudeln? – Unvorstellbar!**

Sind Sie sicher, dass Nudeln Sie glücklich machen? Oder haben Sie sich nur daran gewöhnt, dass Nudeln ein fester Bestandteil Ihres Speiseplanes sind, weil es einfach schon immer so war – und Sie über Alternativen noch gar nicht nachgedacht haben? Wenn Sie weiterhin Eiernudeln, Spätzle oder den Weltmeister in Sachen Kohlenhydrate – die Spaghetti – zu Ihren Hauptmahlzeiten machen, werden sich kontinuierlich Pfunde um Ihre Hüfte legen. Und das macht Sie auf Dauer sicher nicht mehr glücklich. Geben Sie sich einen Ruck und reduzieren Ihre Pastamenge.

Ab Seite 55 haben wir Ihnen ein paar kohlenhydratarme Alternativen zusammengestellt. Hie und da eine Portion Nudeln weniger machen sich schnell bemerkbar, denn jedes Gramm Kohlenhydrate weniger zählt.

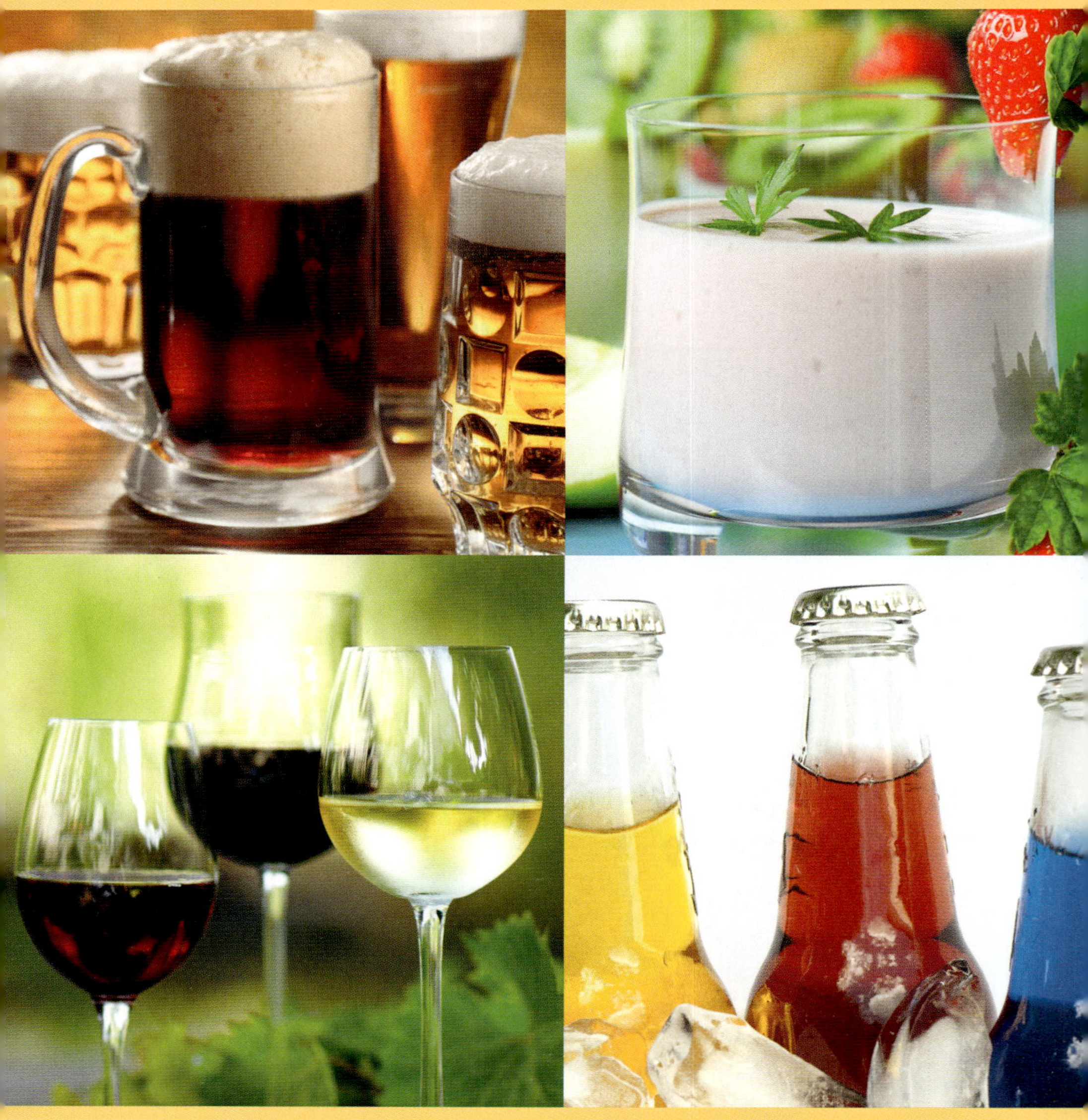

# Getränke

## Test: Welcher Getränketyp sind Sie?

Beantworten Sie folgende Fragen und finden Sie heraus, ob Getränke für Sie eine Kohlenhydratfalle darstellen.

1. »Hopfen und Malz – Gott erhalt's«. Diesen Spruch ...

a) kennen Sie schon seit Ihrer Kindheit – damals durften Sie nur Malzbier trinken, heute erfreuen Sie sich regelmäßig am kühlen Gerstensaft.

b) vermuten Sie in einer Strophe der bayrischen Nationalhymne – sind sich aber auch nicht ganz sicher.

c) zitieren Sie gerne, wenn Sie im gemütlichen Kreis Ihrer Freunde ein leichtes Weißbier öffnen.

2. Eine Flasche Wasser ...

a) haben Sie immer bei sich – Ihre Hand- bzw. Aktentasche haben Sie danach ausgesucht, ob auch eine Wasserflasche darin Platz finden würde.

b) läuft Ihnen im Getränkemarkt nur über den Weg, wenn Sie aus Versehen den falschen Gang zum Biersortiment wählen.

c) trinke ich nur dann, wenn meine Kollegen und Freunde auch bei Wasser bleiben.

3. Beim Blick in Ihren Kühlschrank findet sich dort immer ...

a) ein leichtes Weißbier für die Belohnung nach dem Sport.

b) neben den Softdrinks auch ein Tetrapack mit Apfel- oder Orangensaft, denn immer nur Cola möchten Sie auch nicht trinken.

c) eine Auswahl an Zitrusfrüchen, die der Wasserkaraffe einen optischen und geschmacklichen Kick verleihen.

*Die Auswertung des Tests finden Sie auf den Seiten 76/77.*

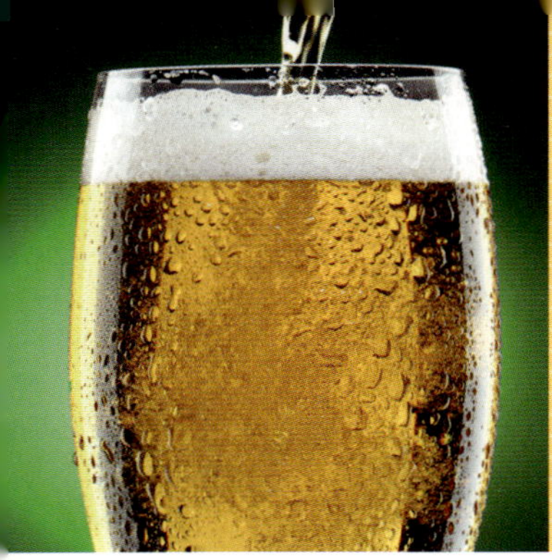

# Alkoholfreies Bier

Auch alkoholfreies Bier ist nie ganz ohne Alkohol. Bei seiner Herstellung wird der Gärprozess frühzeitig gestoppt oder dem Bier nachträglich Alkohol entzogen. In beiden Verfahren bleibt eine große Menge an Kohlenhydraten im Bier übrig. So punktet alkoholfreies Bier nur durch seinen minimalen Alkoholgehalt und die günstige Zusammensetzung der Mineralstoffe Kalium und Magnesium.

Mit einem Bier kommen Sie auf über 26 Gramm Kohlenhydrate, genauso wie bei dem Genuss von einem halben Kilogramm frischer Himbeeren. Doch liefern diese zusätzlich große Mengen an Vitaminen und Ballaststoffen.

| Nährwertangaben | Energie (kcal) | Eiweiß (g) | Fett (g) | Kohlenhydrate (g) | Alkohol (g) |
|---|---|---|---|---|---|
| Pro 100 ml | 25,6 | 0,4 | 0,0 | 5,3 | 0,3 |
| Pro Portion (500 ml) | 127,9 | 1,9 | 0,0 | 26,8 | 1,7 |

Achten Sie auf Ihre Kohlenhydrat-Tagesbilanz (siehe Seiten 12/13)!

0 · 80 · 100 · 140

**26,8**

## Gute Kohlenhydrate – schlechte Kohlenhydrate

Sie könnten rein rechnerisch 560 Gramm frische Himbeeren essen, um die Kohlenhydratmenge von 0,5 Liter alkoholfreiem Bier zu erreichen.

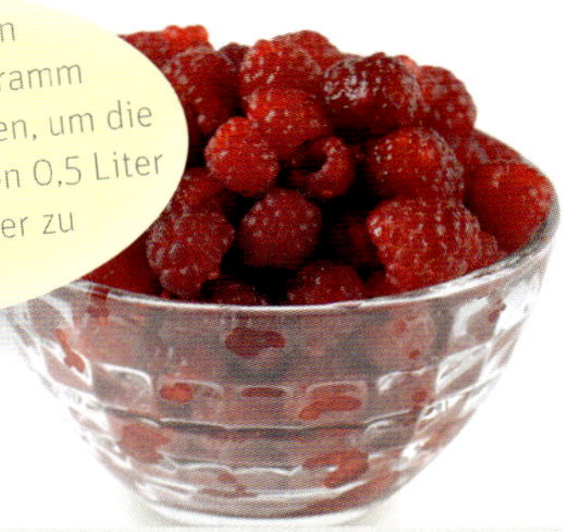

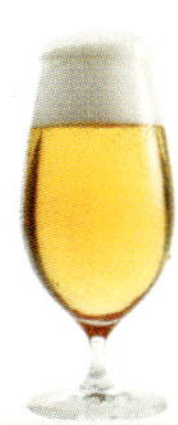

560 g Himbeeren
4,5 Portionen à 125 g

0,5 Liter alkoholfreies Bier
1 Portion

# Alkoholischer Cocktail

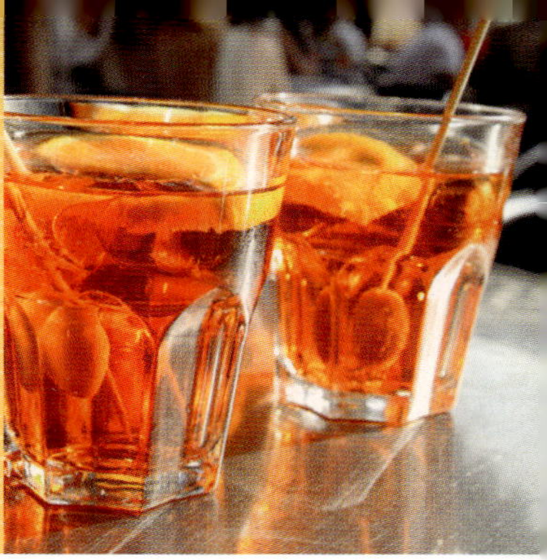

Aperol Sprizz, Hugo & Co. – kaum eine Party steigt ohne diese »In-Getränke«. Doch bewusster Genuss in Maßen ist angesagt. Alle alkoholischen Trendgetränke bergen zwei Gefahren: viele Kohlenhydrate und viel Alkohol. Dies wundert nicht bei der Zusammensetzung von z. B. »Hugo« mit einem großen Schuss Holundersirup. Der aus folgenden Zutaten besteht: 160 ml Sekt, 120 ml Soda, 20 ml Holundersirup.

Sommergefühle können auch aufkommen, wenn Sie anstelle eines Hugo-Cocktails mit mehr als 20 Gramm Kohlenhydraten einen Vitamincocktail aus Soda mit Orangenscheiben genießen.

| Nährwertangaben | Energie (kcal) | Eiweiß (g) | Fett (g) | Kohlenhydrate (g) | Alkohol (g) |
|---|---|---|---|---|---|
| Pro 100 ml | 63,5 | 0,1 | 0,0 | 7,1 | 4,7 |
| Pro Portion (300 ml) | 190,6 | 0,3 | 0,0 | 21,4 | 14,2 |

Achten Sie auf Ihre Kohlenhydrat-Tagesbilanz (siehe Seiten 12/13)!

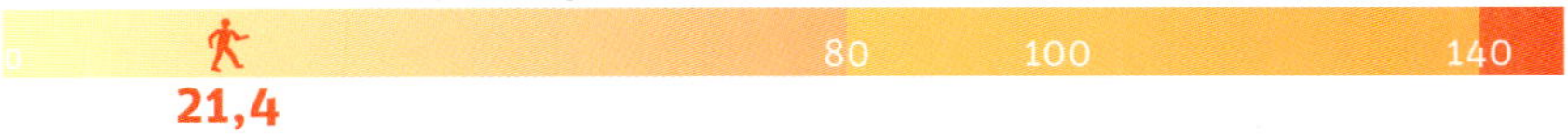


## Gute Kohlenhydrate – schlechte Kohlenhydrate

Sie könnten rein rechnerisch 230 Gramm Orangen essen, um die Kohlenhydratmenge von 1 Glas Hugo zu erreichen.

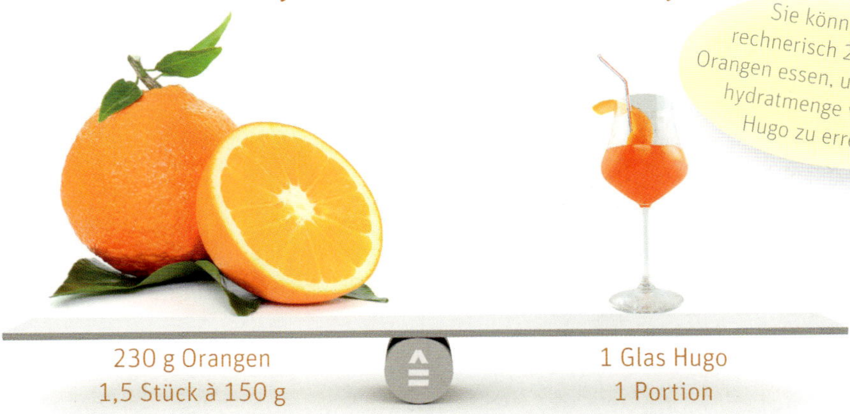

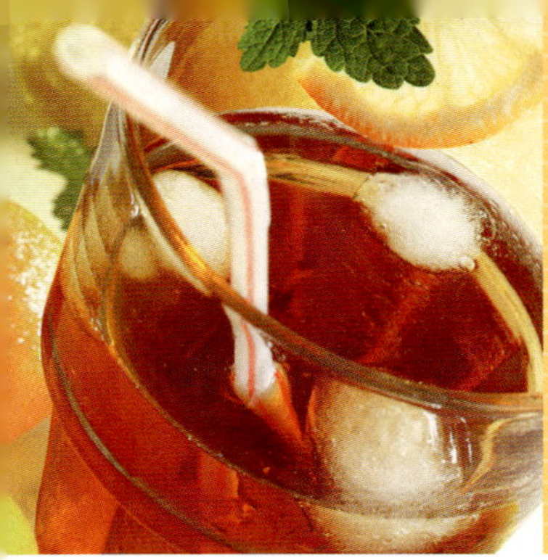

# Eistee

»Eiskalt, erfrischend und bestimmt sehr gesund.« So die Einschätzung der »Eisteetrinker«, die schnell eine Literflasche leer getrunken haben.
Doch weit gefehlt! Der handelsübliche Name sollte eher »Zuckerwasser« als Eistee lauten. Lassen Sie Eistee mal eine Stunde in der Sonne stehen und Ihnen wird die Lust auf diese zuckrige Lösung schnell vergehen.

! Ein Liter Pfirsicheistee beinhaltet 70 Gramm Kohlenhydrate, genauso viel wie 14 Kiwis. Also entscheiden Sie sich doch lieber für die frische Kiwi, die »Vitamin-C-Bombe« unter den Obstsorten.

| Nährwertangaben | Energie (kcal) | Eiweiß (g) | Fett (g) | Kohlenhydrate (g) | Ballaststoffe (g) |
|---|---|---|---|---|---|
| Pro 100 ml | 30,0 | 0,0 | 0,0 | 7,0 | n. a. |
| Pro Portion (500 ml) | 150,0 | 0,0 | 0,0 | 35,0 | n. a. |

Achten Sie auf Ihre Kohlenhydrat-Tagesbilanz (siehe Seiten 12/13)!

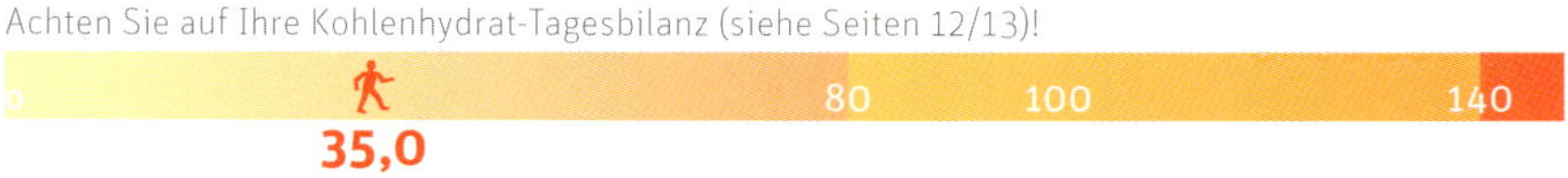


## Gute Kohlenhydrate – schlechte Kohlenhydrate

Sie könnten rein rechnerisch 320 Gramm frische Kiwi essen, um die Kohlenhydratmenge von 0,5 Liter Eistee zu erreichen.

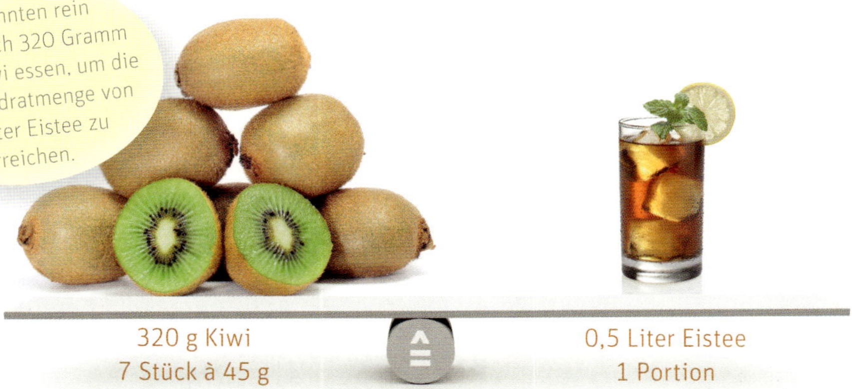

# Fruchtbutter-milch

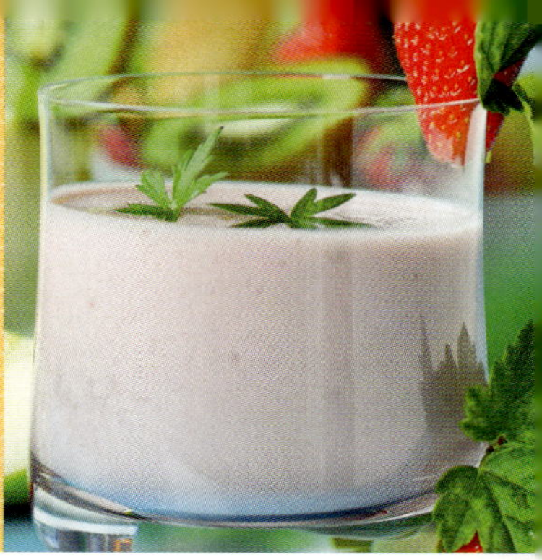

Laut Werbung »der fruchtige Durstlöscher im Sommer«. Milch und Milchprodukte sollten jedoch als Nahrungsmittel und nicht als Getränk angesehen werden. Gerade die Fruchtbuttermilch schmückt sich mit dem Image der reinen Buttermilch, nämlich »gesund und fettarm« zu sein.

Aber wussten Sie, dass ein üblicher Portionsbecher Fruchtbuttermilch 60 Gramm Kohlenhydrate in Form von Zucker enthält? Dafür können Sie an einem Sommertag auch 700 Gramm frische Pfirsiche essen. Vorteil: Ihre Zungenknospen erleben den wahren Geschmack von Pfirsich und nicht nur das deklarierte »natürliche Aroma«.

| Nährwertangaben | Energie (kcal) | Eiweiß (g) | Fett (g) | Kohlenhydrate (g) | Ballaststoffe (g) |
|---|---|---|---|---|---|
| Pro 100 ml | 66,0 | 2,8 | 0,4 | 12,1 | 0,0 |
| Pro Portion (500 ml) | 330,0 | 14,0 | 2,0 | 60,5 | 0,0 |

Achten Sie auf Ihre Kohlenhydrat-Tagesbilanz (siehe Seiten 12/13)!

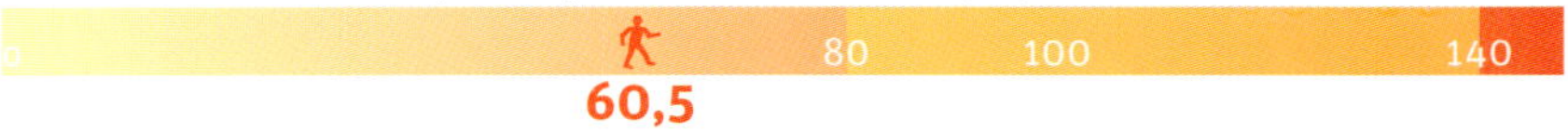


## Gute Kohlenhydrate – schlechte Kohlenhydrate

Sie könnten rein rechnerisch 700 Gramm Pfirsiche essen, um die Kohlenhydratmenge aus 0,5 Liter Fruchtbuttermilch zu erreichen.

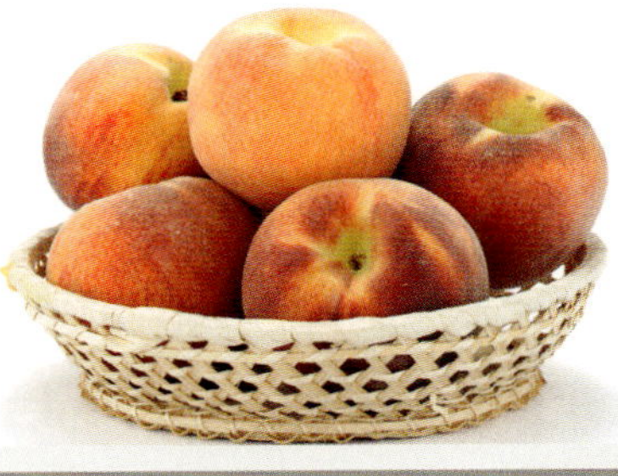

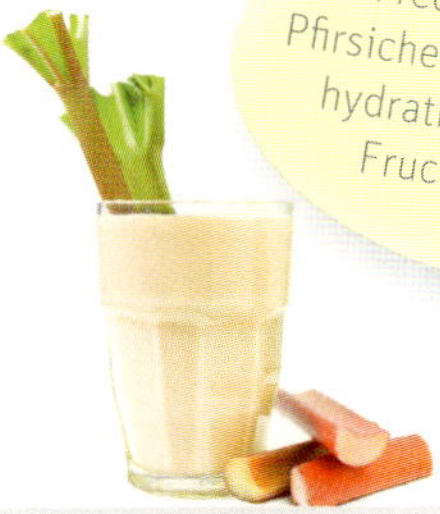

700 g Pfirsich
5,5 Stück à 125 g

500 ml Frucht-Buttermilch
1 Portion

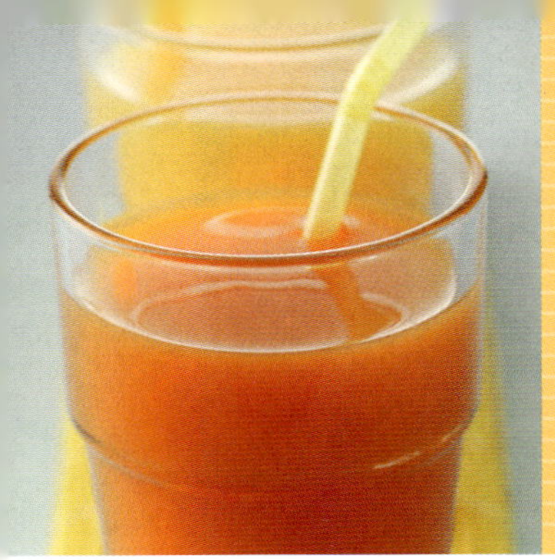

# Fruchtsaft

Der beliebteste Saft bei den Deutschen ist der Orangensaft, der sonntags auf keinem Frühstückstisch fehlt. Apfel- und Multivitaminsaft belegen Rang zwei und drei der Hitliste.
Zwar haben Trauben-, Kirsch- und Johannisbeersäfte in Sachen Vitalstoffe die Nase vorn, beim Zuckergehalt teilen sich alle Beteiligten jedoch Platz eins auf dem Siegerpodest.

! Über den Tag verteilt vier Gläser Saft und Sie haben knapp 90 Gramm Kohlenhydrate zu sich genommen. Sie können auch ein Kilo Orangen essen und haben durch die vielen Ballaststoffe einen großen Sättigungseffekt.

| Nährwertangaben | Energie (kcal) | Eiweiß (g) | Fett (g) | Kohlenhydrate (g) | Ballaststoffe (g) |
|---|---|---|---|---|---|
| Pro 100 ml | 44,9 | 0,9 | 0,2 | 8,8 | 0,2 |
| Pro Portion (500 ml) | 224,7 | 4,6 | 0,8 | 44,0 | 1,1 |

Achten Sie auf Ihre Kohlenhydrat-Tagesbilanz (siehe Seiten 12/13)!

0 80 100 140

**44,0**

## Gute Kohlenhydrate – schlechte Kohlenhydrate

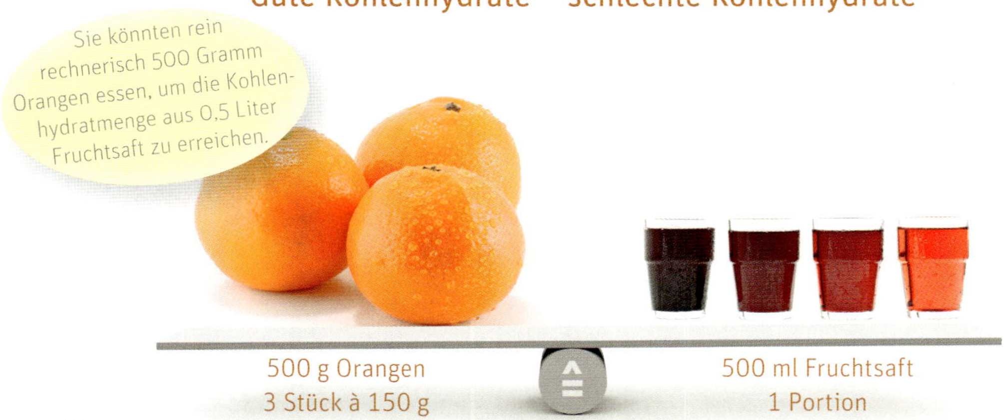
Sie könnten rein rechnerisch 500 Gramm Orangen essen, um die Kohlenhydratmenge aus 0,5 Liter Fruchtsaft zu erreichen.
500 g Orangen
3 Stück à 150 g
500 ml Fruchtsaft
1 Portion

# Fruchtsaft-schorle

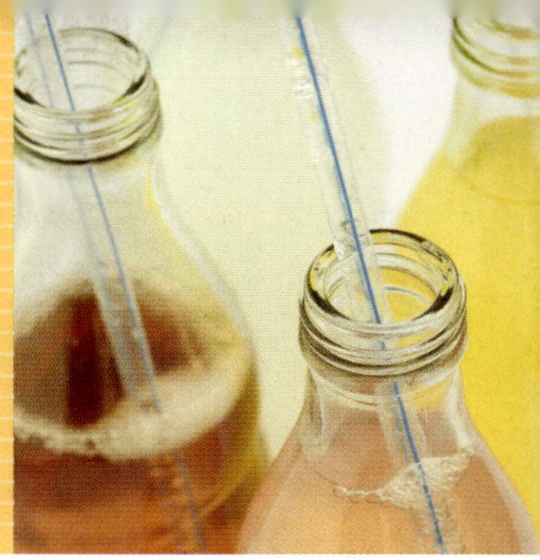

Apfelschorle – sehr beliebt bei Groß und Klein. Sogar Kleinkinder haben sie schon im Fläschchen, während sie im Kinderwagen einer »bewegungsarmen Tätigkeit« nachgehen. Dabei assoziiert man die Apfelschorle doch immer mit schweißtreibender, sportlicher Aktivität. Bei mehr als einer Stunde sportlichem Training hat der Mineralien- und Kohlenhydratlieferant seine Berechtigung.

! Findet in Ihrem Alltag jedoch nur wenig Bewegung statt, so trinken Sie bitte Wasser. Nebenbei können Sie ein halbes Pfund Äpfel verputzen, um die 26 Gramm Kohlenhydrate aus einem halben Liter Apfelschorle zu erreichen.

| Nährwert-angaben | Energie (kcal) | Eiweiß (g) | Fett (g) | Kohlen-hydrate (g) | Ballaststoffe (g) |
|---|---|---|---|---|---|
| Pro 100 ml | 24,7 | 0,2 | 0,2 | 5,3 | 0,0 |
| Pro Portion (500 ml) | 123,7 | 0,8 | 0,8 | 26,5 | 0,0 |

Achten Sie auf Ihre Kohlenhydrat-Tagesbilanz (siehe Seiten 12/13)!

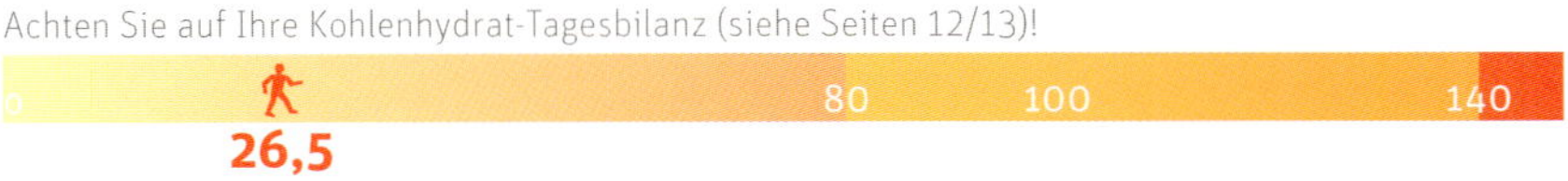
0
80
100
140
26,5

## Gute Kohlenhydrate – schlechte Kohlenhydrate

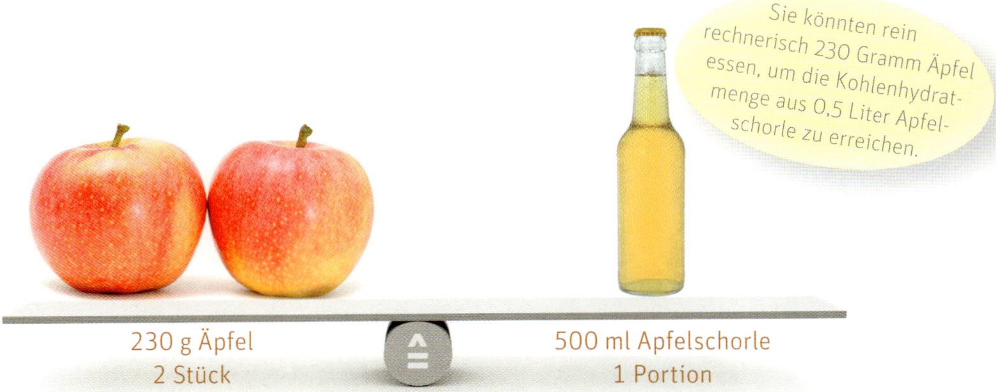
Sie könnten rein rechnerisch 230 Gramm Äpfel essen, um die Kohlenhydratmenge aus 0,5 Liter Apfelschorle zu erreichen.
230 g Äpfel
2 Stück
500 ml Apfelschorle
1 Portion

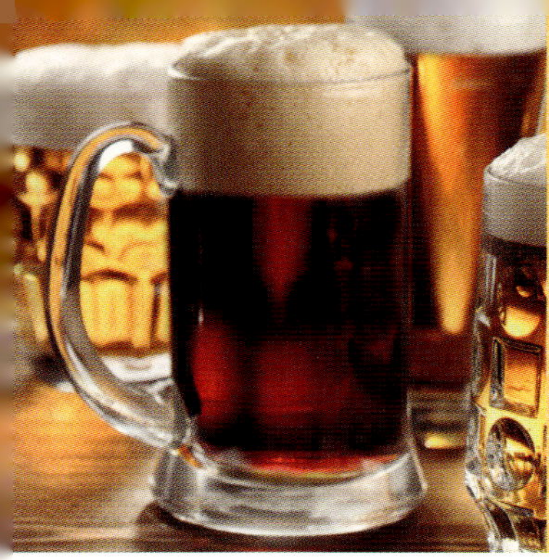

# Bier

Der Pro-Kopf-Verbrauch an Bier in Deutschland liegt bei über 100 Litern. Ziemlich viel Gerstensaft, wenn Sie bedenken, dass das deutsche Nationalgetränk erst ab 16 Jahren erlaubt ist. Das Fatale: Allein der Alkohol hat viele Kalorien, regt den Appetit an und hemmt gleichzeitig die Fettverbrennung. Das bedeutet mit jedem Glas einen ordentlichen Nachschlag für die kleinen Rettungsringe in Bauchnabelhöhe.

Ein halber Liter Bier hat 15 Gramm Kohlenhydrate und zusätzlich 20 Gramm Alkohol. Sie können dafür drei Stücke Honigmelone genießen, bekommen eine wahren Vitaminkick dazu und wappnen sich gegen Krebs und Arteriosklerose.

| Nährwert-angaben | Energie (kcal) | Eiweiß (g) | Fett (g) | Kohlen-hydrate (g) | Alkohol (g) |
|---|---|---|---|---|---|
| Pro 100 ml | 42,3 | 0,5 | 0,0 | 3,1 | 4,0 |
| Pro Portion (500 ml) | 211,5 | 2,5 | 0,0 | 15,6 | 19,8 |

Achten Sie auf Ihre Kohlenhydrat-Tagesbilanz (siehe Seiten 12/13)!

0 80 100 140

**15,6**

## Gute Kohlenhydrate – schlechte Kohlenhydrate

Sie könnten rein rechnerisch 200 Gramm Honigmelone essen, um die Kohlenhydratmenge von 0,5 Liter Bier zu erreichen.

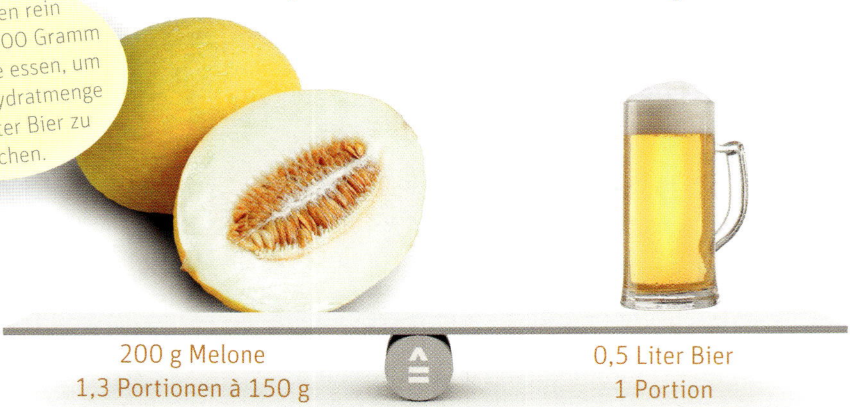

200 g Melone
1,3 Portionen à 150 g

≙

0,5 Liter Bier
1 Portion

# Rot- & Weißwein

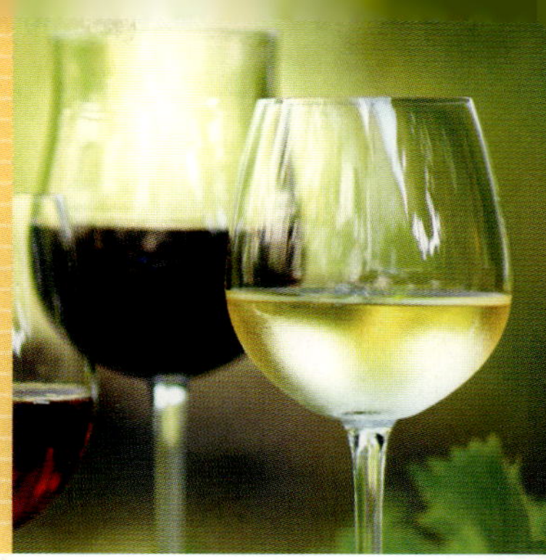

»Ein Glas Wein in Ehren kann niemand verwehren.« Aber dabei bleibt es ja meistens nicht. Im Schnitt nimmt jeder Deutsche pro Tag circa 250 Kalorien durch ein alkoholisches Getränk zu sich, und das sind beispielsweise drei kleine Gläser Wein. Im Vergleich zu Bier enthält Wein mehr Alkohol. Dieser wird vom Körper als Gift erkannt und zuerst abgebaut. Gleichzeitig wird der Fettstoffwechsel gehemmt und überflüssige Pfunde wachsen.

! Ein viertel Liter Wein enthält circa 6,5 Gramm Kohlenhydrate, dieselbe Menge wie in 135 Gramm Himbeeren, und diese haben auch einen positiven Effekt auf Ihre Blutgefäße.

| Nährwert-angaben | Energie (kcal) | Eiweiß (g) | Fett (g) | Kohlen-hydrate (g) | Alkohol (g) |
|---|---|---|---|---|---|
| Pro 100 ml | 74,3 | 0,1 | 0,0 | 2,6 | 8,8 |
| Pro Portion (250 ml) | 185,8 | 0,3 | 0,0 | 6,5 | 22,0 |

Achten Sie auf Ihre Kohlenhydrat-Tagesbilanz (siehe Seiten 12/13)!

0 80 100 140

**6,5**

## Gute Kohlenhydrate – schlechte Kohlenhydrate

Sie könnten rein rechnerisch 135 Gramm frische Himbeeren essen, um die Kohlenhydratmenge von 250 ml Wein zu erreichen.

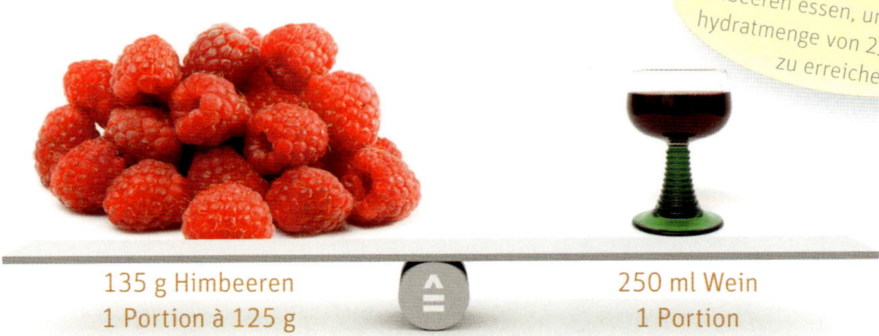

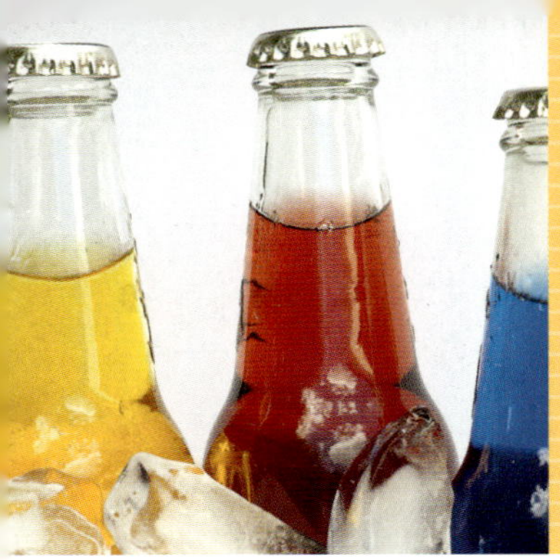

# Softdrink

Softdrinks – auch Erfrischungsgetränke genannt – sind laut Definition »Getränke auf Wasserbasis mit geschmacksgebenden Zutaten«. Auch wenn die Zusammensetzung dieser Ingredienzien sehr variabel ist, in einem sind sie alle gleich: ohne Zucker kommen sie nicht aus. Ob Limonade, Brause oder Energiedrink – mit der handlichen 0,5-Liter-Flasche nehmen Sie mal eben 50 Gramm Kohlenhydrate zu sich. Löschen Sie Ihren Durst mit Wasser und genießen Sie den fruchtigen Geschmack von Erdbeeren. Für eine Flasche Softdrink können Sie 900 Gramm genießen, inklusive deren gesunden Vorteile: Erdbeeren entgiften Ihre Zellen und machen Sie widerstandsfähiger.

| Nährwertangaben | Energie (kcal) | Eiweiß (g) | Fett (g) | Kohlenhydrate (g) | Ballaststoffe (g) |
|---|---|---|---|---|---|
| Pro 100 ml | 41,6 | 0,0 | 0,0 | 10,0 | 0,0 |
| Pro Portion (500 ml) | 207,9 | 0,0 | 0,0 | 50,0 | 0,0 |

Achten Sie auf Ihre Kohlenhydrat-Tagesbilanz (siehe Seiten 12/13)!

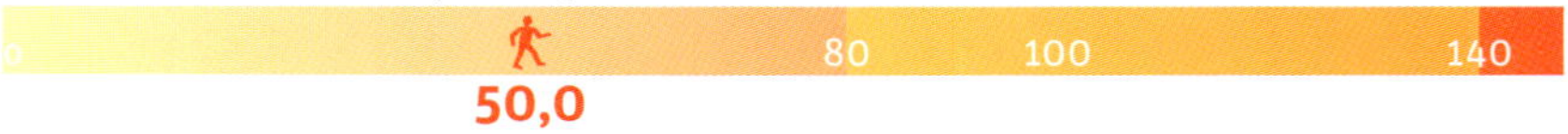


## Gute Kohlenhydrate – schlechte Kohlenhydrate

Sie könnten rein rechnerisch 900 Gramm Erdbeeren essen, um die Kohlenhydratmenge aus 0,5 Liter Softdrink zu erreichen.

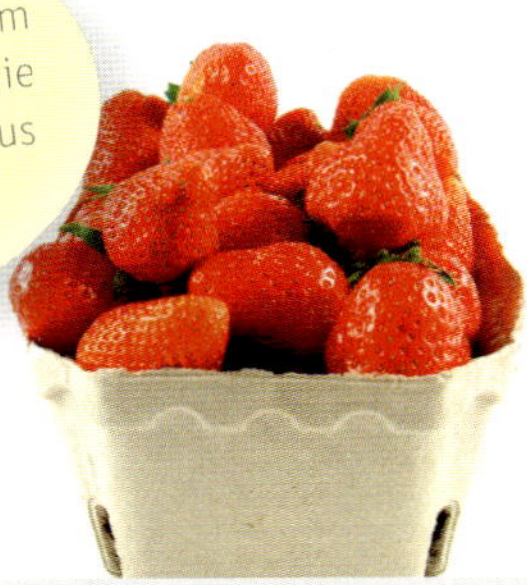

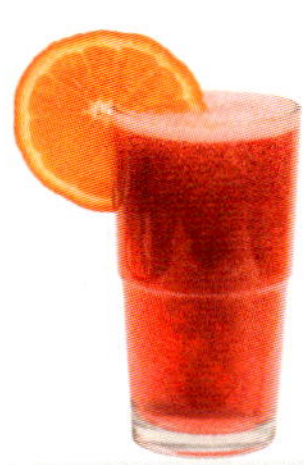

900 g Erdbeeren
7 Portionen à 125 g

500 ml Erfrischungsgetränk
1 Portion

# Wasser mit Aroma

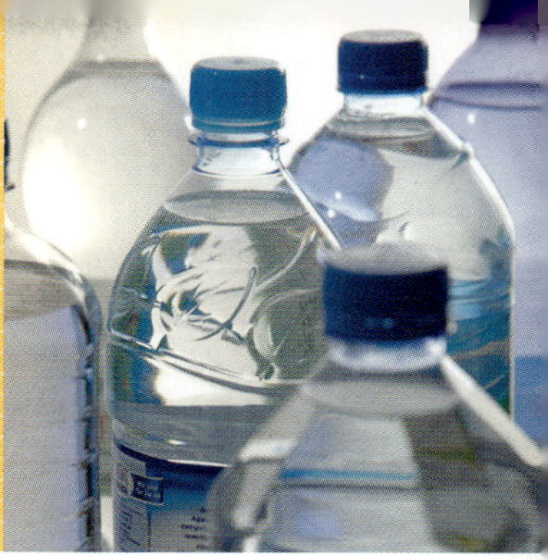

Seit einiger Zeit gesellen sich zum natürlichen Mineralwasser immer mehr »hippe« Geschmacksrichtungen, die einem das Wassertrinken erleichtern sollen. Mit Apfelgeschmack fing alles an, mittlerweile können Sie wählen, ob Sie mit Waldbeer-, Orangen-, Kirsch- oder exotischem Mango-Maracuja-Wasser Ihren Durst stillen möchten.

**!** Aber Vorsicht: Es sieht zwar nur aus wie Wasser, aber in einer 1-Liter-Flasche warten umgerechnet zehn Stücke Würfelzucker auf Sie. Damit tanken Sie 30 Gramm Kohlenhydrate. Sie können genauso gut 1,1 Kilo Brombeeren dafür essen. Die haben wirklich einen gesundheitlichen Nutzen.

| Nährwertangaben | Energie (kcal) | Eiweiß (g) | Fett (g) | Kohlenhydrate (g) | Ballaststoffe (g) |
|---|---|---|---|---|---|
| Pro 100 ml | 12,7 | 0,0 | 0,0 | 3,0 | n. a. |
| Pro Portion (1.000 ml) | 127,0 | 0,0 | 0,0 | 30,0 | n. a. |

Achten Sie auf Ihre Kohlenhydrat-Tagesbilanz (siehe Seiten 12/13)!

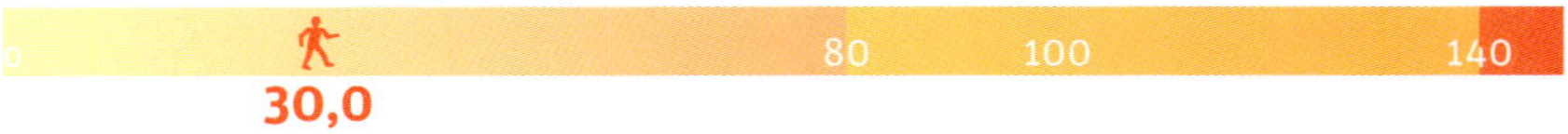

0
80
100
140
30,0


## Gute Kohlenhydrate – schlechte Kohlenhydrate

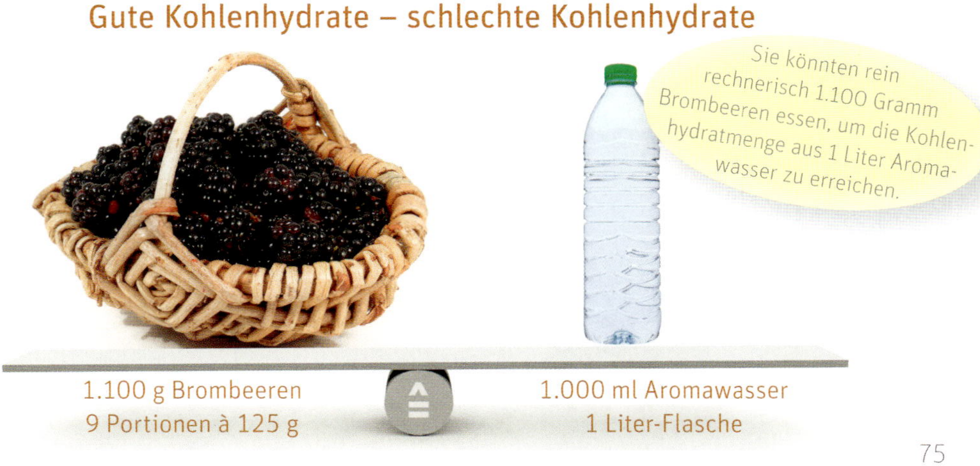

Sie könnten rein rechnerisch 1.100 Gramm Brombeeren essen, um die Kohlenhydratmenge aus 1 Liter Aromawasser zu erreichen.
1.100 g Brombeeren
9 Portionen à 125 g
1.000 ml Aromawasser
1 Liter-Flasche

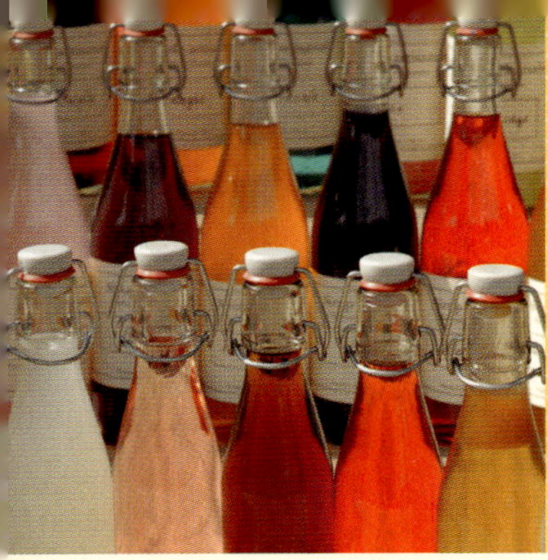

# Testauswertung

## Welcher Getränketyp sind Sie?

Zählen Sie Ihre Punkte zusammen:

- 1 a) = 15
- 1 b) = 5
- 1 c) = 10
- 2 a) = 5
- 2 b) = 15
- 2 c) = 10
- 3 a) = 10
- 3 b) = 15
- 3 c) = 5

15–20 Punkte

**Zuckrige Getränke? – Es geht auch gut ohne!**

Da Sie Ihren Durst am liebsten mit klarem Wasser stillen, sorgen Sie auch immer dafür, dass eine Flasche griffbereit ist. Das ist super, denn so vermeiden Sie am effektivsten überflüssige Kohlenhydrate. Wenn Sie sich weiterhin nur nach sportlicher Leistung eine Schorle gönnen, brauchen Sie in Sachen »Getränke« keine weiteren Verbesserungen mehr vorzunehmen. Aber Vorsicht – eine Falle gibt es auch beim Wasser. Die »Wässerchen mit Geschmack« haben es in sich!

Ein Überblick zeigt die Getränke-Hitliste auf Seite 19.

25–35 Punkte

**Fruchtsäfte und Schorlen? – Klar, für mehr geschmackliche Abwechslung.**

Sie brauchen schon hin und wieder ein Getränk mit Geschmack. Gerade die Fruchtsaftschorle kommt häufig in Ihr Glas. Solange das der Durstlö-

scher bei längerer sportlicher Aktivität ist, und Sie sonst noch viel Wasser trinken, ist dagegen auch nicht viel einzuwenden. Wenn Sie allerdings mit Ihrem Gewicht unzufrieden sind, dann ist die Getränkekategorie sicherlich noch eine Baustelle, an der Sie arbeiten und im Handumdrehen viele Kohlenhydrate einsparen können.
Ein Blick auf die Getränke-Hitliste auf Seite 19 und Sie entdecken die versteckten Zuckerfallen. Lieber Wasser trinken und Orangen essen – als mit einem Glas Orangensaft sieben Stücke Würfelzucker zu tanken.

40–45 Punkte

**Ein Leben ohne Softdrinks und Fruchtsäfte? – Unvorstellbar!**

Wasser schmeckt Ihnen als Durstlöscher viel zu fad, Sie greifen lieber zu kühlen Softdrinks oder Fruchtsäften. Doch genau die wirken sich so unvorteilhaft auf Figur und Gesundheit aus. Verschaffen Sie sich ab Seite 19 bitte einen Überblick über den Kohlenhydratgehalt in Getränken.
Bei 2,5 Litern über den Tag verteilt summieren sich dadurch so viele Kohlenhydrate wie in einer Portion Spaghetti.
Im Getränkekapitel sehen Sie genau, wie viel Obst Sie anstelle eines süßen Saftes zu sich nehmen können. Greifen Sie daher lieber öfter zum Wasser und nehmen die Vitamine in Form von Obst zu sich. So sparen Sie viele Kohlenhydrate ein und beugen überflüssigen Pfunden vor.

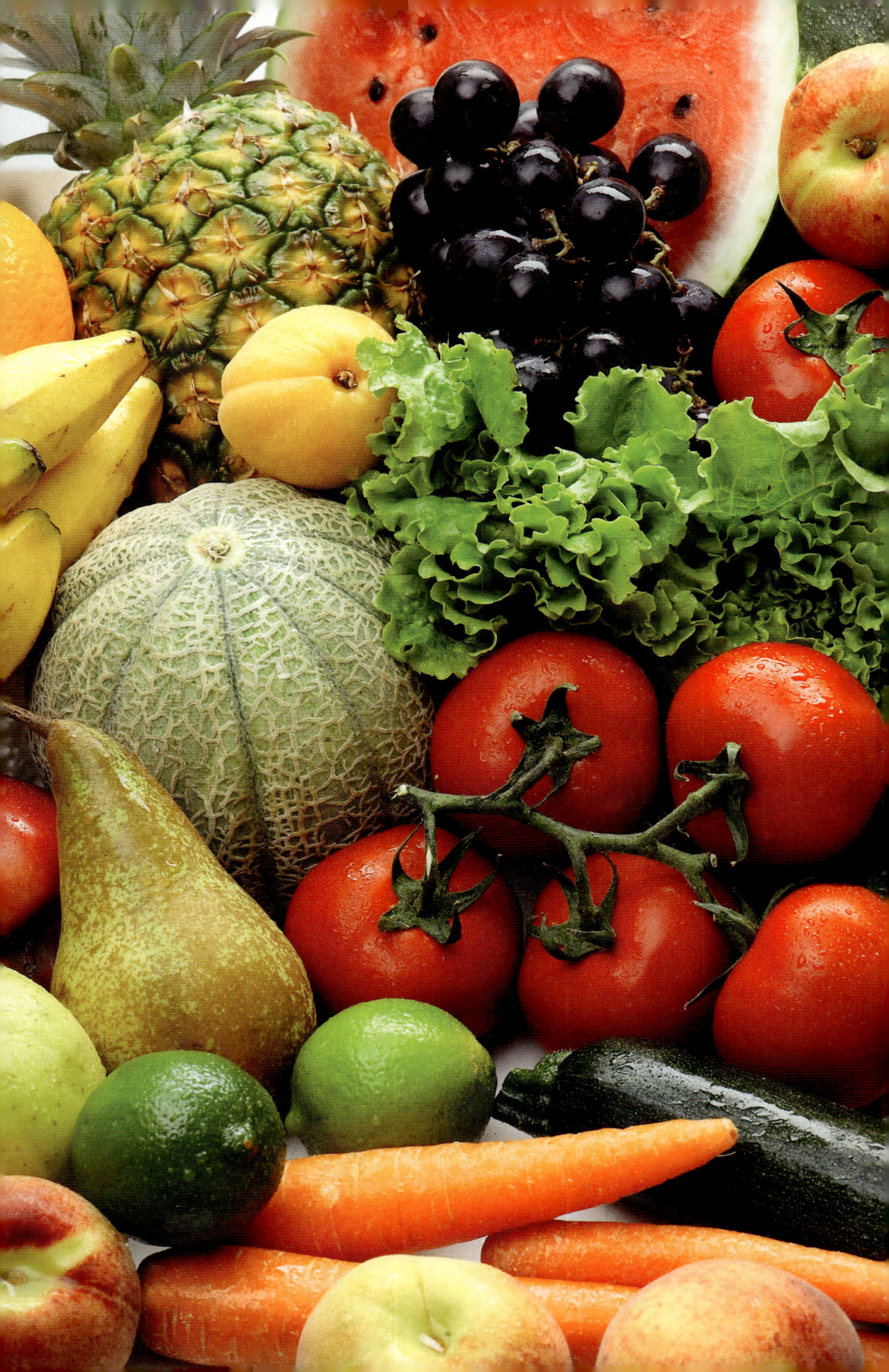

# Gute Kohlenhydrate

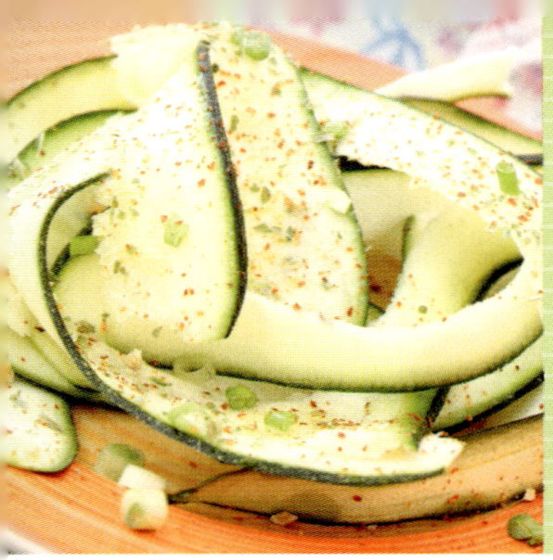

# Schlaue Sättigungsbeilagen

## Gute Kohlenhydrate – Gemüse als Sättigungsbeilage

Eine Vielfalt an Gemüse finden Sie auf der untersten und wichtigsten Stufe der Ernährungspyramide, denn Gemüse stellt die Basis Ihrer gesunden Ernährung dar. Füllen Sie Ihren Teller bei jeder Mahlzeit randvoll mit Gemüsesorten, die Ihnen schmecken. Greifen Sie hemmungslos zu, ohne auch nur ansatzweise ein schlechtes Gewissen zu haben, und lassen Sie sich von der bunten Vielfalt verführen.

### »Three in one« – dreifach gut!

Zum einen enthalten die meisten Gemüsesorten einen verschwindend geringen Anteil an Kohlenhydraten. So finden sich z. B. in 100 Gramm Blattspinat, Pilzen oder Sauerkraut gerade mal 0,6 Gramm Kohlenhydrate, während Sie mit 100 Gramm Spaghetti die 50-fache Menge zu sich nehmen.

Zum zweiten sättigt Gemüse aufgrund seines hohen Wasser- und Ballaststoffgehalts gut und lang anhaltend. Einige Sorten, z. B. die Salatgurke oder der beliebte Spargel, bestehen zu 90 Prozent aus Wasser. Die Ballaststoffe quellen im Darm auf und tragen auf diese Weise zu Ihrer Sättigung bei.
Und zu guter Letzt versorgt Sie frisches Gemüse mit zahlreichen Vitaminen, Mineralien und sekundären Pflanzenstoffen – der reinste Powercocktail für Ihre Gesundheit. Wussten Sie z. B., dass Rotkohl und Bohnen aufgrund ihrer Inhaltsstoffe nervenstärkend wirken und Gurken einem isotonischen Sportgetränk ähnlich sind?
Im Gemüsekapitel (ab Seite 86) finden Sie einfache und leckere Rezepte zu den vielfältigen Gemüsesorten. Die »Saison-Angabe« hilft Ihnen, Ihren Geldbeutel zu schonen und mehr Frische zu tanken.

## Obst – mehr als nur Banane

»Fünf am Tag« lautet die Empfehlung der Weltgesundheitsorganisation – damit sind drei Portionen Gemüse und zwei Portionen Obst gemeint. Obst liefert zwar jede Menge Vitalstoffe für Ihre Gesundheit, aber oft auch reichlich Fruchtzucker – und das ist ein Kohlenhydrat.

Auch wenn Fruchtzucker insulinunabhängig verstoffwechselt wird, sollten Sie es im Hinblick auf Ihre Blutfettwerte mit dem Obstverzehr nicht übertreiben. Fruchtzucker wirkt appetitanregend, ein Zuviel davon wandelt die Leber schnell in Fett um. Sie tanken zwar Vitalstoffe, wie Vitamine, Mineralien und sekundäre Pflanzenstoffe, fördern bei dem Verzehr von zu viel Obst aber auch leicht die Entstehung von Übergewicht.

Vorsicht also bei den sehr süßen Obstsorten wie z. B. Weintrauben und Mango – diese enthalten jede Menge Fruchtzucker.

### Die Banane – des Deutschen liebstes Kind

Für viele ist die Banane das einzige Obst, das sie regelmäßig und meist in großen Mengen essen. Sie ist mit ihrem hohen Kohlenhydratanteil der Verlierer unter den frischen Obstsorten. 22 Gramm Kohlenhydrate liefert eine durchschnittliche Banane, das können nur noch getrocknete Früchte toppen. Wussten Sie, dass in einer Frucht genauso viele Kohlenhydrate stecken wie in einer 200-g-Portion Kartoffelpüree? Im Obstkapitel (ab Seite 108) sehen Sie die Banane den anderen Obstsorten gegenüber gestellt. So erkennen Sie auf einen Blick, wie viel mehr Sie im Vergleich von anderem Obst essen können. Ein weiterer Vorteil: Mit der gesamten Obstvielfalt tanken Sie mannigfaltige zusätzliche Vitalstoffe.

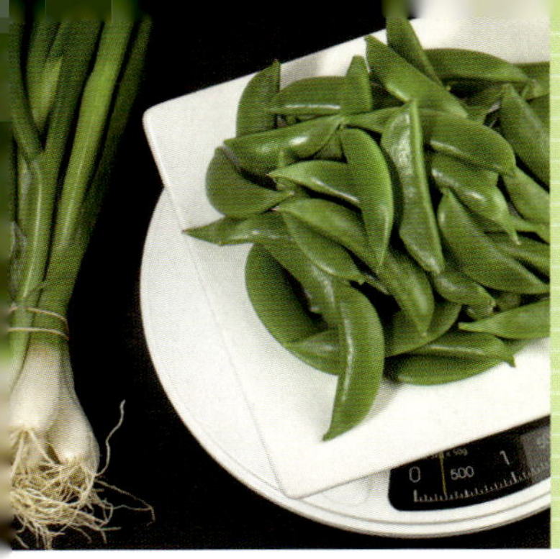

# Kohlenhydrate auf einen Blick

## GEMÜSE-HITLISTE

Portionsgröße je 100 g

| Lebensmittel | Energie (kcal) | Kohlenhydrate (g) | Ballaststoffe (g) |
|---|---|---|---|
| BLATTSPINAT | 17,4 | 0,6 | 2,6 |
| PILZE | 15,3 | 0,6 | 2,0 |
| SAUERKRAUT | 16,7 | 0,8 | 3,5 |
| SPARGEL | 16,0 | 1,6 | 1,5 |
| GURKE | 12,2 | 1,8 | 0,5 |
| BROKKOLI | 23,2 | 1,9 | 3,0 |
| ZUCCHINI | 19,1 | 2,0 | 1,1 |
| RADIESCHEN | 14,6 | 2,1 | 1,6 |
| BLUMENKOHL | 22,7 | 2,3 | 2,9 |
| AUBERGINE | 17,4 | 2,5 | 2,9 |
| PORREE | 22,9 | 2,5 | 2,3 |
| ROTKOHL | 17,9 | 2,5 | 2,0 |
| TOMATEN | 17,4 | 2,6 | 0,9 |
| BOHNEN, GRÜN | 25,3 | 3,2 | 3,1 |
| KOHLRABI | 24,6 | 3,7 | 1,5 |
| KAROTTE | 25,8 | 4,8 | 3,6 |
| OLIVEN | 335,3 | 4,9 | 3,8 |
| PAPRIKA | 38,8 | 6,4 | 3,6 |

## OBST-HITLISTE

Portionsgröße je 100 g

| Lebensmittel | Energie (kcal) | Kohlenhydrate (g) | Ballaststoffe (g) |
|---|---|---|---|
| BROMBEERE | 29,9 | 2,7 | 6,6 |
| HIMBEERE | 33,9 | 4,8 | 6,7 |
| ERDBEERE | 32,0 | 5,5 | 2,0 |
| HEIDELBEERE | 42,1 | 7,4 | 4,9 |
| MELONE | 38,2 | 8,3 | 0,2 |
| APRIKOSE | 42,3 | 8,5 | 1,9 |
| PFIRSICH | 40,6 | 8,9 | 2,3 |
| ORANGE | 47,1 | 9,2 | 2,2 |
| MANDARINE | 50,2 | 10,1 | 1,7 |
| PFLAUME | 47,1 | 10,2 | 1,7 |
| KIWI | 60,9 | 10,8 | 3,9 |
| APFEL | 51,9 | 11,4 | 2,0 |
| BIRNE | 52,3 | 12,4 | 2,8 |
| NEKTARINE | 56,9 | 12,4 | 2,2 |
| ANANAS | 58,8 | 13,1 | 1,4 |
| KIRSCHE | 63,3 | 13,3 | 1,5 |

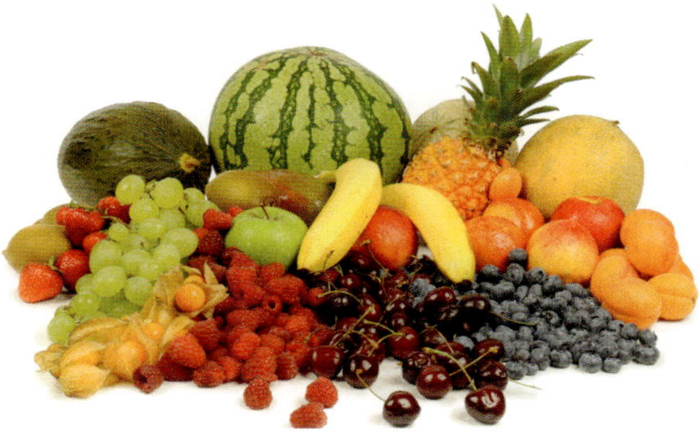

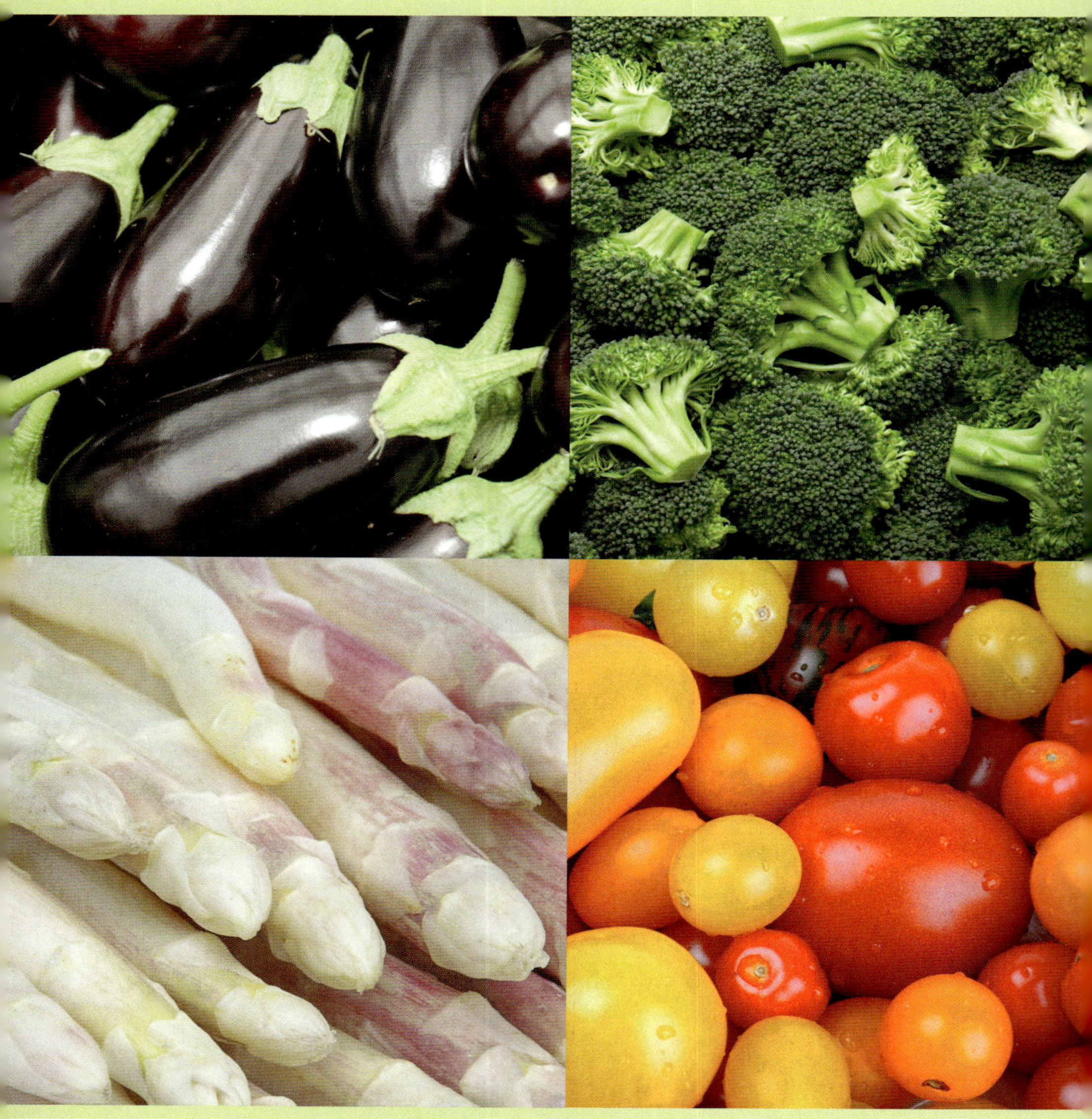

# Gemüse

## Test: Welcher Gemüsetyp sind Sie?

Beantworten Sie folgende Fragen und finden Sie heraus, ob und wie Sie Ihren Gemüseverzehr verbessern können.

1. In Ihrer Kantine gibt es ein Salatbüffet – Sie verhalten sich wie folgt:

a) Wenn Sie die Hauptauswahl an Gerichten überhaupt nicht anspricht, sind Sie froh, dass es die knackigen Alternativen am Salatbüffet gibt.

b) Sie meiden es meistens, denn Sie müssen dort extra anstehen und verlieren dann wertvolle Zeit in Ihrer Mittagspause.

c) Egal, was es sonst gibt, einen Teller Salat holen Sie sich immer.

2. Welche Erfahrungen haben Sie mit Rote Beete bereits gemacht?

a) Ein Glas Rote Beete ist immer in Ihrem Vorratsschrank, denn schließlich haben Sie zwei- oder dreimal im Jahr richtig Appetit darauf.

b) Als Carpaccio mit Rucola und Parmesan kommt die rote Knolle häufiger auf Ihren Tisch.

c) Sie wissen, dass man die essen kann, können sich aber selbst beim besten Willen nicht daran erinnern, wann Sie das letzte Mal Rote Beete verspeist haben.

3. An einem heißen Sommertag ist Ihr Essverhalten folgendermaßen:

a) Sie warten bis es kühler wird, werfen dann voller Freude den Grill an, haben richtig Heißhunger und essen gut drei Nackensteaks.

b) Sie könnten sich mit Tomaten-Mozzarella den ganzen Sommer über ernähren.

c) Sommerzeit ist Salatzeit – kein Tag vergeht ohne einen knackigen Salat mit Thunfisch, Fetakäse und Ei.

*Die Auswertung des Tests finden Sie auf den Seiten 104/105.*

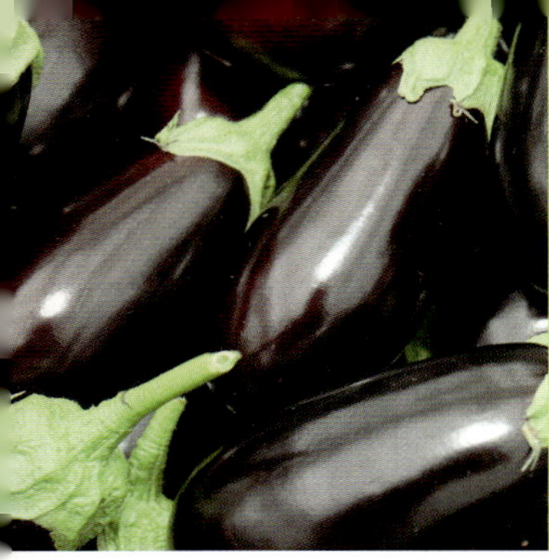

# Aubergine

Mit dem Verzehr einer Aubergine nehmen Sie fünf Gramm Kohlenhydrate zu sich. Das vitalstoffreiche, trendige Low-Carb-Gemüse, mit seiner tief lila Färbung, liefert zahlreiche Flavonoide, die Ihre Zellen vor dem Angriff freier Radikale schützen. Essen Sie keine unreifen Früchte, denn diese enthalten magenreizende Bitterstoffe.

Lassen Sie die Aubergine schwitzen. Die Schnittflächen mit Salz bestreuen, 20 Minuten ziehen lassen, danach abwaschen und trocken tupfen.

Beste Qualität zum günstigsten Preis: Saison von Anfang Mai bis Ende September.

| Nährwert-angaben | Energie (kcal) | Eiweiß (g) | Fett (g) | Kohlen-hydrate (g) | Ballaststoffe (g) |
|---|---|---|---|---|---|
| Pro 100 g | 17,4 | 1,2 | 0,2 | 2,5 | 2,9 |
| LOGI-Portion (1 Frucht = 200 g) | 34,9 | 2,5 | 0,4 | 5,0 | 5,8 |

Achten Sie auf Ihre Kohlenhydrat-Tagesbilanz (siehe Seiten 12/13)!

0 80 100 140

**5,0**

Zutaten für eine Person

1 Aubergine
Salz
1 Knoblauchzehe
2 EL Olivenöl
1 EL Thymian
2 Tomaten
125 g Mozzarella

## Gebackene Aubergine

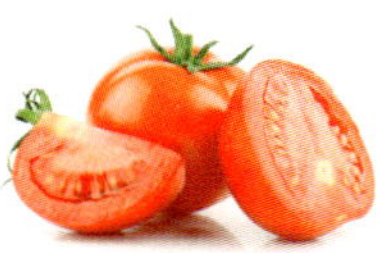

Aubergine fächerförmig einschneiden, salzen, kurz ziehen lassen und abtupfen. Knoblauchzehe pressen und mit Öl und Thymian vermischen. Tomaten und Mozzarella in Scheiben schneiden, die gefächerte Aubergine damit füllen. Mit Salz, Pfeffer und dem Thymian-Öl-Gemisch würzen. Bei 175 °C im Ofen backen, bis der Mozzarella geschmolzen ist.

# Blattspinat

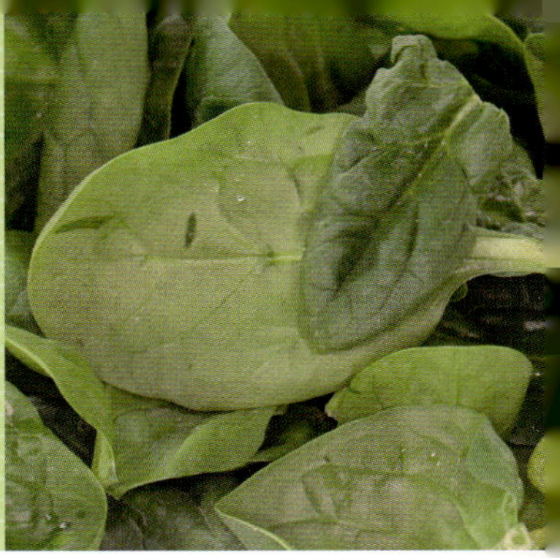

Das grüne Blattgemüse ist vitalstoffreich und kohlenhydratarm. Spinat enthält große Mengen an Vitaminen, Mineral- und sekundären Pflanzenstoffen, die Herz-Kreislauf-Erkrankungen, einzelnen Krebsarten vorbeugen und Ihr Immunsystem stärken. Und das Beste: In einer Portion ist noch nicht einmal ein Gramm Kohlenhydrate!

Vorsicht bei Tiefkühlprodukten. Sind sie mit Saucen verfeinert, enthalten sie häufig viele zusätzliche Kohlenhydrate.

Beste Qualität zum günstigsten Preis: Saison von März bis Mitte Juni sowie September und Oktober.

| Nährwertangaben | Energie (kcal) | Eiweiß (g) | Fett (g) | Kohlenhydrate (g) | Ballaststoffe (g) |
|---|---|---|---|---|---|
| Pro 100 g | 17,4 | 2,5 | 0,3 | 0,6 | 2,6 |
| LOGI-Portion (1 Salatpor. = 150 g) | 26,2 | 3,8 | 0,5 | 0,8 | 3,9 |

Achten Sie auf Ihre Kohlenhydrat-Tagesbilanz (siehe Seiten 12/13)!

80 100 140

**0,8**

## Blattspinatsalat mit Sardellenfilets und Orangenschnitzen

Frühlingszwiebel in feine Ringe schneiden und mit dem gewaschenen Spinat auf einen Teller geben. Die Orange schälen, die Hälfte der Orangenschnitzen häuten und mit den Sardellenfilets auf dem Spinat anrichten. Andere Orangenhälfte auspressen und den Saft mit Balsamico-Essig, Olivenöl, Salz und Pfeffer zu einer Vinaigrette anrühren und über den Salat geben.

Zutaten
für eine Person

1 Frühlingszwiebel
150 g junger Blattspinat
1 Orange
4 Sardellenfilets
1 EL Balsamico-Essig
2 EL Olivenöl
Salz
Pfeffer

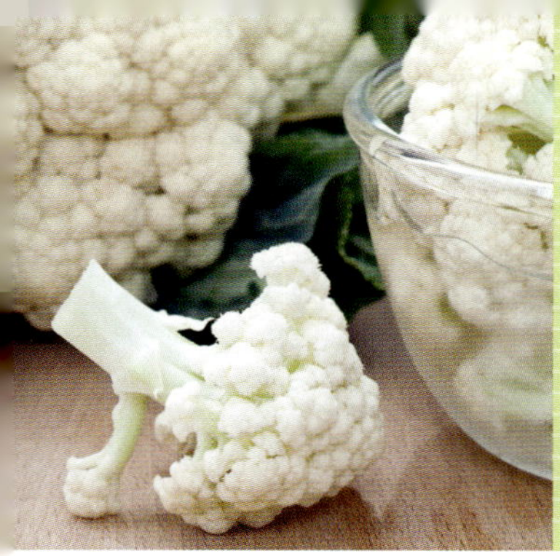

# Blumenkohl

Ein mittelgroßer Blumenkohl liefert gerade mal zwölf Gramm Kohlenhydrate – wie sympathisch. Aber der weiße Blütenkopf mit vielen Vitalstoffen bietet auch gesundheitliche Vorteile. Er regt Ihre Zellerneuerung an, baut verstärkt Ihre Darmschleimhaut auf und unterstützt somit Ihr Immunsystem. Zu hoher Blutdruck? Dann sollten Sie regelmäßig Blumenkohl essen, denn er wirkt blutdrucksenkend.

Geben Sie eine Tasse Milch ins Kochwasser. So bleibt der Blumenkohl weiß und schmeckt milder.

Beste Qualität zum günstigsten Preis: Saison von Anfang März bis Ende November.

| Nährwertangaben | Energie (kcal) | Eiweiß (g) | Fett (g) | Kohlenhydrate (g) | Ballaststoffe (g) |
|---|---|---|---|---|---|
| Pro 100 g | 22,7 | 2,5 | 0,3 | 2,3 | 2,9 |
| LOGI-Portion (1/2 Kopf = 250 g) | 56,8 | 6,2 | 0,7 | 5,8 | 7,3 |

Achten Sie auf Ihre Kohlenhydrat-Tagesbilanz (siehe Seiten 12/13)!

0 80 100 140

5,8

Zutaten für eine Person

250 g Blumenkohl
1 EL Butter oder Sahne
4 EL Doppelrahmfrischkäse
Salz
Pfeffer
Muskat

## Blumenkohlpüree

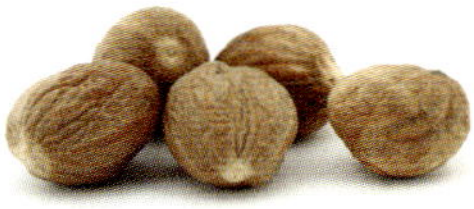

Den gewaschenen Blumenkohl in Röschen teilen und in wenig Salzwasser weich kochen. Danach gut abtropfen lassen und mit dem Stabmixer pürieren. Butter oder Sahne und Frischkäse unterrühren und mit Salz, Pfeffer und Muskat abschmecken. Warm servieren.

Das schmeckt dazu: Wiener Schnitzel, Steak, Fisch.

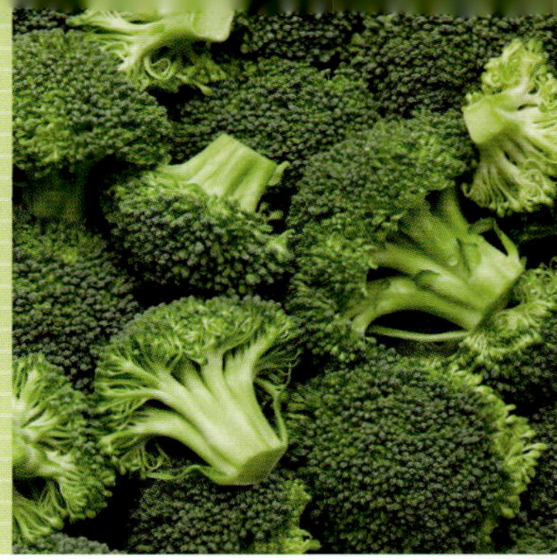

# Brokkoli

Brokkoli – der Alleskönner innerhalb der Pflanzenapotheke. Zahlreiche gesundheitsfördernde Vitalstoffe vereinen sich in ihm. Er baut Ihre Schleimhäute auf, schützt vor Infektionen, verhilft Ihnen zu einer besseren Verdauungsleistung und kurbelt den Stoffwechsel an. Dabei enthält ein mittelgroßer Kopf gerade mal sechs Gramm Kohlenhydrate.

Werfen Sie den holzigen Stiel des Gemüses nicht einfach so weg. Schälen Sie ihn großzügig ab und naschen Sie das lecker schmeckende Fruchtfleisch einfach roh.

**Beste Qualität zum günstigsten Preis:** Saison von Anfang Juni bis Ende Oktober.

| Nährwertangaben | Energie (kcal) | Eiweiß (g) | Fett (g) | Kohlenhydrate (g) | Ballaststoffe (g) |
|---|---|---|---|---|---|
| Pro 100 g | 23,2 | 3,2 | 0,2 | 1,9 | 3,0 |
| LOGI-Portion (mittl. Kopf = 250 g) | 58,0 | 7,9 | 0,5 | 4,7 | 7,4 |

Achten Sie auf Ihre Kohlenhydrat-Tagesbilanz (siehe Seiten 12/13)!

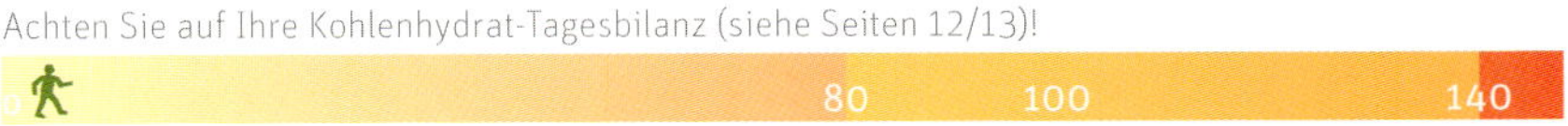


**4,7**

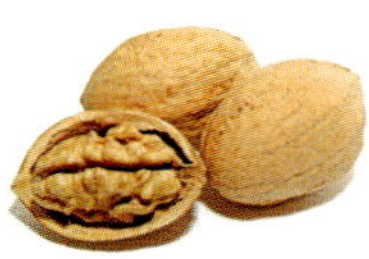

## Brokkoli-Schafskäse-Gratin

Gewaschene Brokkoliröschen in wenig Salzwasser 5 Minuten dünsten, danach abtropfen lassen. Die Sahne separat aufkochen, den zerbröselten Feta und Walnüsse hinzugeben. Die Sauce mit Salz und Pfeffer abschmecken. Brokkoli in feuerfeste Form geben, die Feta-Walnuss-Sauce darüber verteilen und kurz bei 200 °C überbacken.

**Zutaten für eine Person**

250 g Brokkoli
½ Becher Sahne
100 g Fetakäse
2 EL gehackte Walnüsse
Salz
Pfeffer

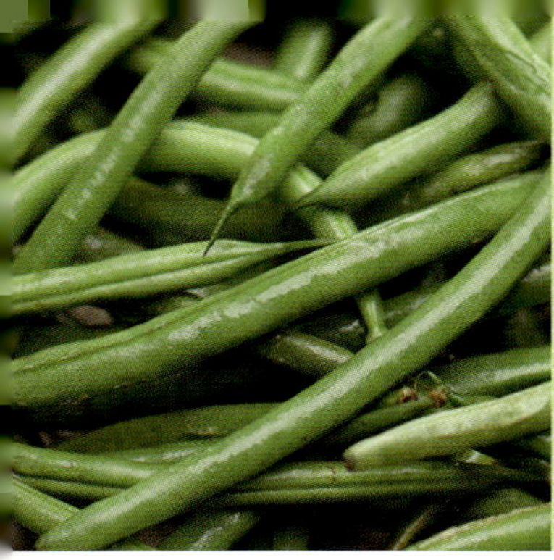

# Grüne Bohnen

Grüne Bohnen sind eine hochwertige pflanzliche Eiweißquelle und reich an Ballaststoffen. Diese nehmen Schadstoffe im Darm auf und transportieren sie ab. Die enthaltene Panthotensäure macht die Bohnen zu einem wirksamen Anti-Stress-Gemüse. Wer unter Leistungsdruck steht, sollte regelmäßig auf Bohnengemüse zurückgreifen.

200 Gramm Bohnen enthalten 6,4 Gramm Kohlenhydrate.

Nie roh verzehren, da sie Toxine enthalten, die erst durch Kochen unschädlich gemacht werden.

Beste Qualität zum günstigsten Preis: Saison von Anfang Mai bis Ende Oktober.

| Nährwertangaben | Energie (kcal) | Eiweiß (g) | Fett (g) | Kohlenhydrate (g) | Ballaststoffe (g) |
|---|---|---|---|---|---|
| Pro 100 g | 25,3 | 2,4 | 0,2 | 3,2 | 3,1 |
| LOGI-Portion (mittl. Kopf = 250 g) | 50,7 | 4,8 | 0,5 | 6,4 | 6,2 |

Achten Sie auf Ihre Kohlenhydrat-Tagesbilanz (siehe Seiten 12/13)!

0 80 100 140

**6,4**

Zutaten für eine Person

- 200 g frische grüne Bohnen
- Bohnenkraut
- 20 g magerer Speck
- 1 kleine Zwiebel
- Butter
- 200 g frische Pfifferlinge
- Salz, Pfeffer
- Petersilie

## Grüne Bohnen mit Pfifferlingen

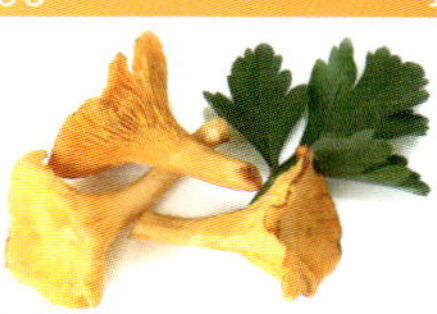

Grüne Bohnen in kochendem Salzwasser mit etwas Bohnenkraut 10 Minuten kochen, abschrecken und abtropfen lassen. Speck- und Zwiebelwürfel in Butter glasig dünsten, geputzte Pfifferlinge hinzufügen und 2 Minuten braten. Die Bohnen unterheben, salzen, pfeffern und mit Petersilie abrunden.

# Gurke

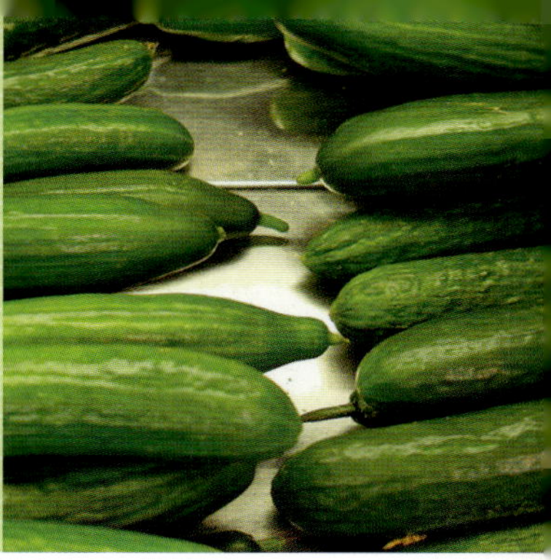

Salatgurken bestehen zu 95 Prozent aus Wasser – eine Chance für Wenigtrinker, fehlende Flüssigkeit aufzutanken. Sie enthalten reichlich Vitalstoffe, die in der Gurkenflüssigkeit optimal gelöst sind und so vom Körper schnell aufgenommen werden. Deshalb sind Gurken besonders als Sportlerernährung zum Flüssigkeits- und Mineralstoffausgleich zu empfehlen. Eine mittelgroße Gurke enthält 5,4 Gramm Kohlenhydrate.

Gurke ist sowohl äußerlich als auch innerlich angewandt eine gute »Hautverjüngungskur«.

Beste Qualität zum günstigsten Preis: Saison von Anfang Juni bis Ende Oktober.

| Nährwertangaben | Energie (kcal) | Eiweiß (g) | Fett (g) | Kohlenhydrate (g) | Ballaststoffe (g) |
|---|---|---|---|---|---|
| Pro 100 g | 12,2 | 0,6 | 0,2 | 1,8 | 0,5 |
| LOGI-Portion (1 Gurke = 300 g) | 36,6 | 1,8 | 0,6 | 5,4 | 1,6 |

Achten Sie auf Ihre Kohlenhydrat-Tagesbilanz (siehe Seiten 12/13)!

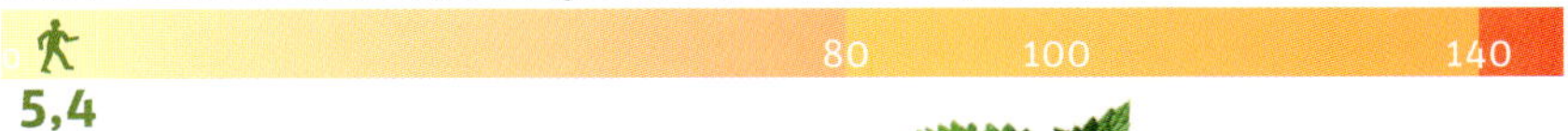


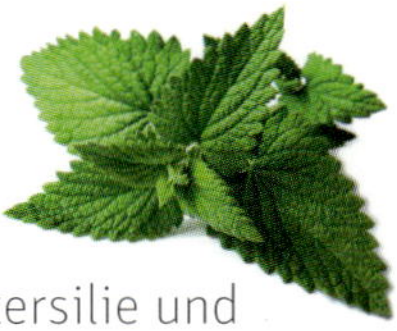

## Gurkensuppe mit Minze

Salatgurke schälen, Frühlingszwiebel, Petersilie und Knoblauch grob hacken. Alle Zutaten mit dem Mixer pürieren. Mit Joghurt und Sauerrahm vermengen. Etwa 1 bis 2 Stunden im Kühlschrank kalt stellen, mit Salz und Pfeffer würzen, abschmecken, mit Minzeblättern garnieren und servieren.

**Zutaten für eine Person**

1 Gurke
1 Frühlingszwiebel
½ Bund Petersilie
Knoblauch
150 g Naturjoghurt
50 ml Sauerrahm
Salz
Pfeffer
4 Blätter Minze

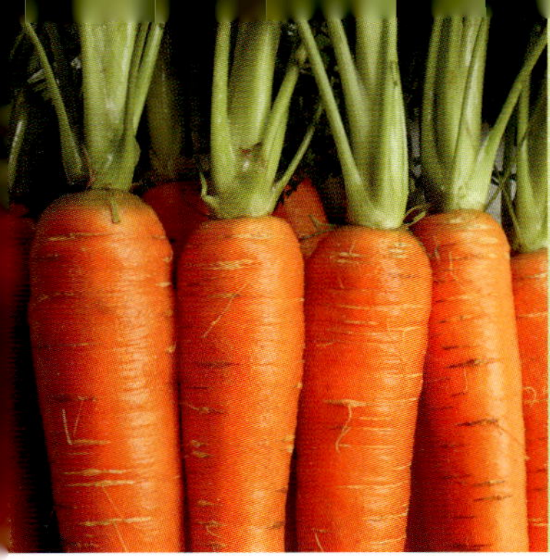

# Karotte

Das Gemüse, mit dem die meisten im Leben zu allererst Kontakt haben. Die süßlich schmeckende Karotte sorgt seit früher Kindheit dafür, dass sich Ihre Zellen vor oxidativem Stress schützen können. Außerdem tanken Sie Beta-Carotin und versorgen Ihren Körper bestens mit Selen, einem kostbaren Spurenelement. Drei Karotten liefern nur knapp 15 Gramm Kohlenhydrate.

Wenn Sie Bundmöhren kaufen, entfernen Sie das Grün. Es entzieht den Karotten die Flüssigkeit und lässt sie schrumpelig werden.

Beste Qualität zum günstigsten Preis: ganzjährig Saison.

| Nährwertangaben | Energie (kcal) | Eiweiß (g) | Fett (g) | Kohlenhydrate (g) | Ballaststoffe (g) |
|---|---|---|---|---|---|
| Pro 100 g | 25,8 | 1,0 | 0,2 | 4,8 | 3,6 |
| LOGI-Portion (3 Stück = 300 g) | 77,4 | 2,9 | 0,6 | 14,4 | 10,9 |

Achten Sie auf Ihre Kohlenhydrat-Tagesbilanz (siehe Seiten 12/13)!

0 80 100 140

14,4

Zutaten für eine Person

- 3 Karotten
- 1 TL Salz
- 2 Knoblauchzehen
- 3 EL Balsamico-Essig
- 3 EL Olivenöl
- Pfeffer
- Oregano (frisch oder getrocknet)

## Marinierte Karotten

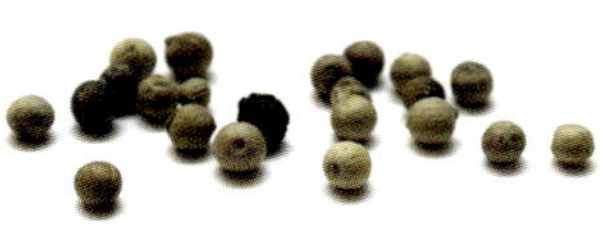

Karotten (Bioware mit Schale) im Ganzen in Salzwasser fünf Minuten bissfest kochen. Danach in 3 Zentimeter lange Stifte schneiden. Knoblauch pressen und zusammen mit Essig, Öl, Salz, Pfeffer und Oregano eine Marinade bereiten. Über die Karotten geben und einen Tag gut durchziehen lassen.

# Kohlrabi

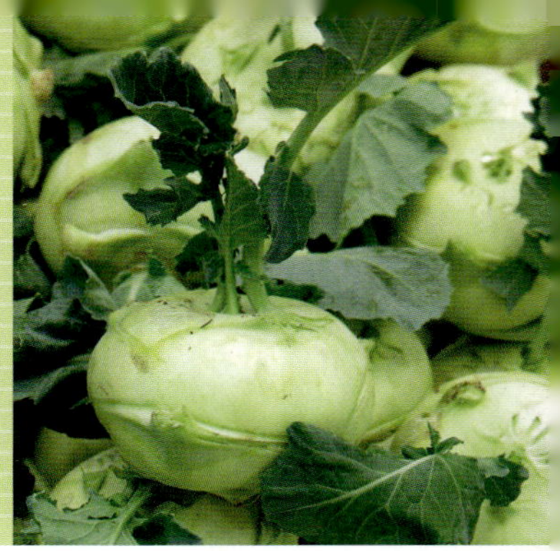

Die leicht süßlich und etwas nussig schmeckenden Kohlrabiknollen sind roh und gekocht ein Genuss. Kohlrabi liefert mit den Mineralstoffen Kalzium und Magnesium wichtige Bausteine für Zähne und Knochen. Sein Ballaststoffgehalt trägt zu einer geregelten Verdauung bei. Eine Portion liefern nur 4,1 Gramm Kohlenhydrate.

Am besten schmecken Knollen mit einem Durchmesser von acht bis neun Zentimetern. Größere sind oft etwas holzig.

Beste Qualität zum günstigsten Preis: Saison von Anfang Mai bis Ende Oktober.

| Nährwert-angaben | Energie (kcal) | Eiweiß (g) | Fett (g) | Kohlen-hydrate (g) | Ballaststoffe (g) |
|---|---|---|---|---|---|
| Pro 100 g | 24,6 | 2,0 | 0,1 | 3,7 | 1,5 |
| LOGI-Portion (geschält = 150 g) | 36,9 | 3,0 | 0,2 | 5,6 | 2,3 |

Achten Sie auf Ihre Kohlenhydrat-Tagesbilanz (siehe Seiten 12/13)!

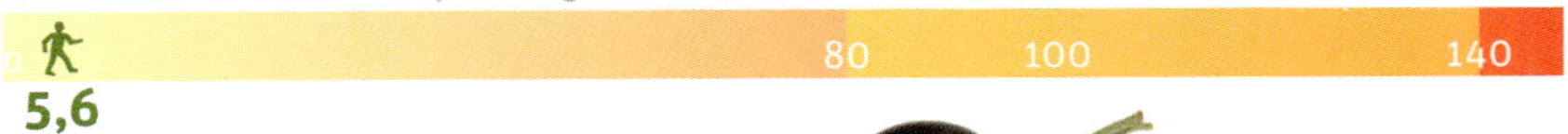


## Kohlrabi-Rettich-Gemüse mit Feta

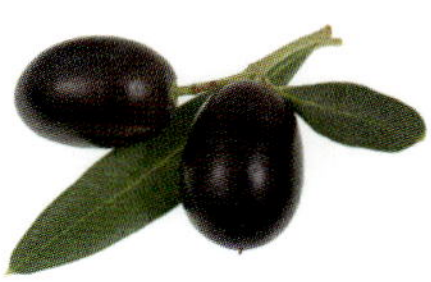

Kohlrabi und Rettich in dünne Scheiben schneiden, in Butter kurz andünsten, etwas Wasser dazu, bei schwacher Hitze 10 Minuten köcheln. Feta kurz in Mehl wälzen und von jeder Seite 1 Minute in Öl goldbraun braten. Sauerrahm, gehacktes Basilikum, geriebene Zitronenschale, Oliven unter das Gemüse heben, abschmecken und mit Feta anrichten.

**Zutaten für eine Person**

150 g Kohlrabi
125 g Rettich
Butter
100 g Fetakäse
1 EL Mehl, Olivenöl
Sauerrahm, Basilikum
Zitronenschale
schwarze Oliven
Salz, Pfeffer

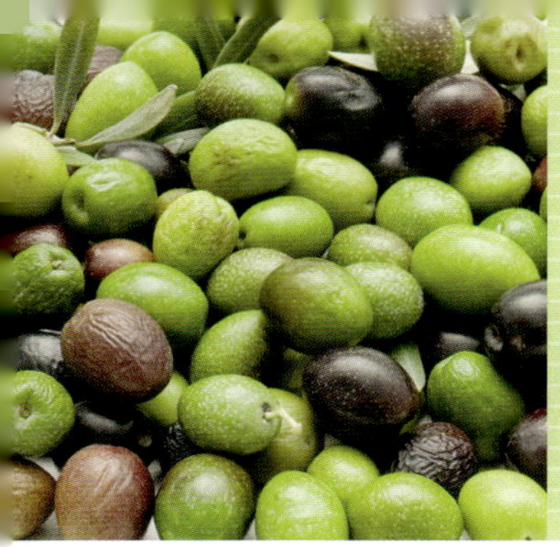

# Oliven

Die grünen und schwarzen Ölfrüchte vermitteln uns nicht nur mediterranes Lebensgefühl, sondern können durch ihre wertvollen Fettsäuren Herz-Kreislauf-Erkrankungen vorbeugen. Auch dienen sie als wirksamer Schutz vor Krebserkrankungen und Thrombose. Den Bitterstoffen der Olive wird eine verdauungsfördernde Wirkung zugeschrieben. Eine Portion schwarze Oliven enthält nur 2,5 Gramm Kohlenhydrate.

! Reife, schwarze Oliven sind aus gesundheitlicher Sicht wertvoller, allerdings auch fettreicher als ihre grünen Verwandten. Vorsicht: Manche vermeintlich schwarze Olive ist eine »geschwärzte« grüne.

| Nährwertangaben | Energie (kcal) | Eiweiß (g) | Fett (g) | Kohlenhydrate (g) | Ballaststoffe (g) |
|---|---|---|---|---|---|
| Pro 100 g | 353,3 | 2,2 | 35,8 | 4,9 | 3,8 |
| LOGI-Portion (20 oh. Kern = 50 g) | 176,6 | 1,1 | 17,9 | 2,5 | 1,9 |

Achten Sie auf Ihre Kohlenhydrat-Tagesbilanz (siehe Seiten 12/13)!

0 80 100 140

**2,5**

Zutaten
für eine Person
100 g Rucola-Salat
1 TL Balsamico-Essig
Salz, Pfeffer
5 Cocktailtomaten
1 kleines Stück Parmesankäse
50 g Oliven
100 g Serrano-Schinken

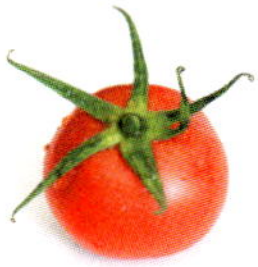

## Mediterraner Antipastiteller

Rucola-Salat mit Balsamico beträufeln, mit Salz und Pfeffer würzen, Cocktailtomaten halbieren, Parmesan raspeln. Oliven, Schinken und Tomaten dazugeben, Parmesan darüber streuen und das mediterrane Lebensgefühl genießen.

# Paprika

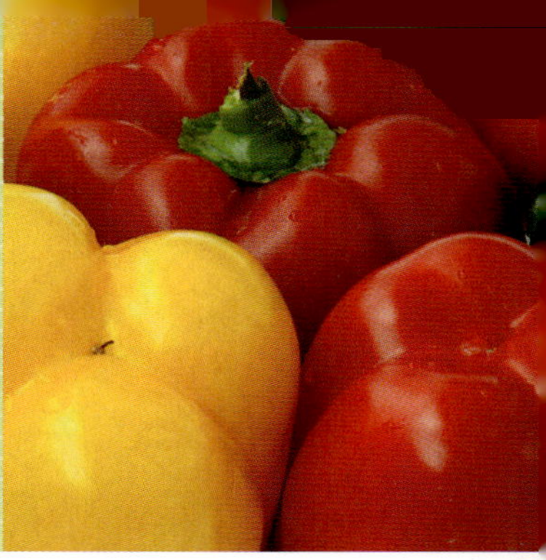

Paprika ist mehr als ein Farbtupfer auf Ihrem Teller. Sie ist in der Zubereitung sehr vielseitig und eine wahre Vitaminbombe. Bereits mit einer roten Paprika nehmen Sie den doppelten Tagesbedarf an Vitamin C zu sich. Zusätzliche Stärkung bekommt Ihr Immunsystem durch das für die Schärfe verantwortliche Capsaicin und auch durch Beta-Carotin. Eine rote Paprika enthält 9,6 Gramm Kohlenhydrate.

! Rote Paprika hat mehr Vitamine als ihre grüne Kollegin, liefert aber auch mehr Kohlenhydrate.

✓ Beste Qualität zum günstigsten Preis: Saison von Anfang Juni bis Ende November.

| Nährwertangaben | Energie (kcal) | Eiweiß (g) | Fett (g) | Kohlenhydrate (g) | Ballaststoffe (g) |
|---|---|---|---|---|---|
| Pro 100 g | 36,8 | 1,3 | 0,5 | 6,4 | 3,6 |
| LOGI-Portion (2 mittlere = 300 g) | 110,4 | 3,9 | 1,5 | 19,2 | 10,8 |

Achten Sie auf Ihre Kohlenhydrat-Tagesbilanz (siehe Seiten 12/13)!

0 – 80 – 100 – 140

**19,2**

## Mozzarella-Paprika aus dem Ofen

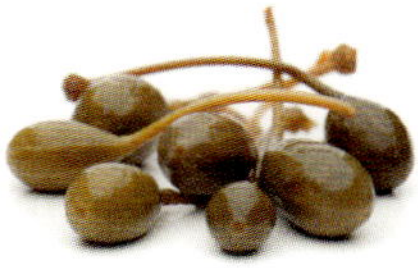

Die halbierten und entkernten Paprika in eine Auflaufform legen, mit gehackten Kapern, Oliven, Knoblauch und Mozzarellastückchen füllen. Weißwein und Olivenöl darüber geben. Bei 180 °C circa 30 Minuten backen. Nach dem Herausnehmen mit Minze, Petersilie und schwarzem Pfeffer verfeinern.

**Zutaten für eine Person**

- 300 g rote Paprika
- 1 TL Kapern und Oliven
- 1 Knoblauchzehe
- 200 g Mozzarella
- 30 ml Weißwein
- 1 EL Olivenöl
- etwas Minze
- Petersilie
- schwarzer Pfeffer

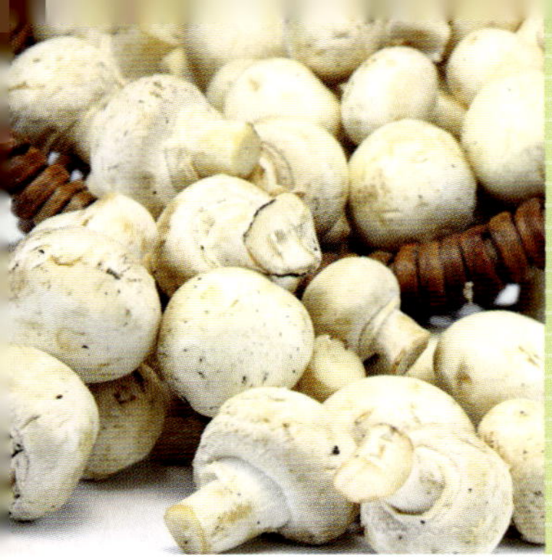

# Pilze – Champignons

Pilze liefern ein Vitamin, das sonst in Gemüse nur sehr selten vorkommt: das Vitamin D, unerlässlich für starke Knochen. Während 150 Gramm frische Champignons 60 Prozent Ihres Vitamin-D-Tagesbedarfs decken können, findet sich bei den Dosenkollegen das wertvolle Vitamin fast gar nicht. Der Kohlenhydratanteil beträgt bei einer Portion Pilze nicht einmal ein Gramm.

**!** Am besten im Kühlschrank, locker in Papier verpackt, lagern. Plastik lässt sie schnell verderben.

**✓** Beste Qualität zum günstigsten Preis: ganzjährige Saison für Zuchtpilze.

| Nährwertangaben | Energie (kcal) | Eiweiß (g) | Fett (g) | Kohlenhydrate (g) | Ballaststoffe (g) |
|---|---|---|---|---|---|
| Pro 100 g | 15,3 | 2,7 | 0,2 | 0,6 | 2,0 |
| LOGI-Portion (15 Stk. = 150 g) | 22,9 | 4,1 | 0,4 | 0,8 | 3,0 |

Achten Sie auf Ihre Kohlenhydrat-Tagesbilanz (siehe Seiten 12/13)!

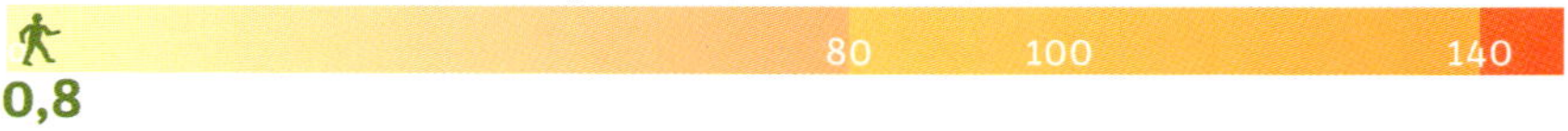


Zutaten für eine Person

- 150 g frische Champignons
- 1 rote Zwiebel
- 2 EL Butter
- 50 ml Weißwein
- Salz
- Pfeffer

## Champignon-Zwiebel-Gemüse

Champignons putzen und in dünne Scheiben schneiden. Die Zwiebel schälen und in halbe Ringe schneiden, in Butter andünsten und die Champignons dazu geben. Kurz anbraten, mit dem Wein ablöschen. Würzen und ein paar Minuten köcheln lassen.

Das schmeckt dazu: Fleisch und Fisch.

# Porree

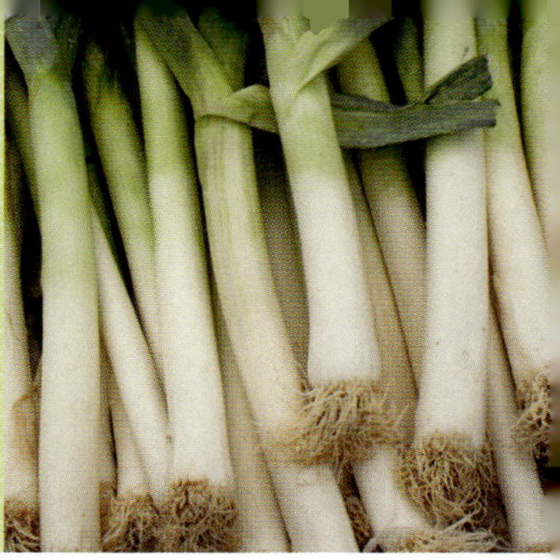

Erhöhte Blutfettwerte, Blähungen, Venenbeschwerden, Hämorrhoiden? Dann sollte Lauch mehrmals die Woche auf Ihrem Speiseplan stehen. Er verscheucht ungebetene Gäste wie Bakterien und Pilze aus Magen und Darm, wirkt blutfettsenkend und hält das Blut dünnflüssig. Gerade mal sechs Gramm Kohlenhydrate befinden sich in einer großen Stange.

Von Erde befreien: Die Porreestange der Länge nach aufschneiden und die einzelnen Lamellen unter laufendem Wasser gut spülen.

**Beste Qualität zum günstigsten Preis:** Saison von Anfang Juli bis Ende März.

| Nährwertangaben | Energie (kcal) | Eiweiß (g) | Fett (g) | Kohlenhydrate (g) | Ballaststoffe (g) |
|---|---|---|---|---|---|
| Pro 100 g | 22,9 | 2,3 | 0,3 | 2,5 | 2,3 |
| LOGI-Portion (Gr. Stange = 250 g) | 57,4 | 5,6 | 0,9 | 6,3 | 5,7 |

Achten Sie auf Ihre Kohlenhydrat-Tagesbilanz (siehe Seiten 12/13)!

0 80 100 140

**6,3**

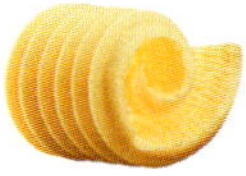

## Lauchgemüse

Lauch längs aufschneiden, waschen und in schmale Ringe schneiden. Butter mit dem Olivenöl in einem Topf erhitzen und Lauch darin kurz anschwitzen. Mit Weißwein und Wasser ablöschen, 3 Minuten dünsten. Die Sahne dazu geben und mit Salz und Pfeffer abschmecken.

Zutaten für eine Person
- 250 g Lauch
- 2 EL Butter
- 1 EL Olivenöl
- 50 ml Weißwein
- 50 ml Wasser
- 50 ml Sahne
- Salz
- Pfeffer

Das schmeckt dazu: Lachs, Hähnchenbrust, Frikadellen.

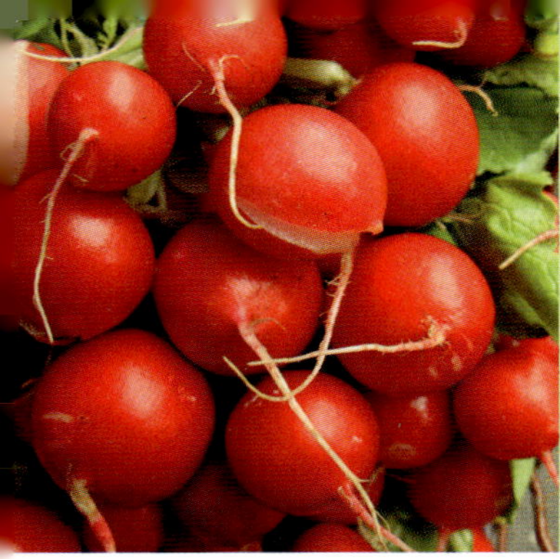

# Radieschen

Die kleinen roten Wurzeln entwickeln zu ihrem eigenen Schutz bereits unter der Erde scharfe und abschreckende Inhaltsstoffe – die Senföle. Diese wirken wie ein innerlicher Putztrupp auf unseren Magen-Darm-Bereich und die Schleimhäute. Unerwünschte Bakterien und Pilze haben keine Chance. Eine gute Handvoll Radieschen hat gerade mal vier Gramm Kohlenhydrate – ein perfekter Low-Carb-Snack.

So werden welke Radieschen wieder frisch: mit dem Grün zuerst in ein Glas Wasser stellen.

Beste Qualität zum günstigsten Preis: Saison von Anfang März bis Ende November.

| Nährwertangaben | Energie (kcal) | Eiweiß (g) | Fett (g) | Kohlenhydrate (g) | Ballaststoffe (g) |
|---|---|---|---|---|---|
| Pro 100 g | 14,6 | 1,0 | 0,1 | 2,1 | 1,6 |
| LOGI-Portion (7 Stück = 200 g) | 29,2 | 2,0 | 0,2 | 4,2 | 3,2 |

Achten Sie auf Ihre Kohlenhydrat-Tagesbilanz (siehe Seiten 12/13)!

0 80 100 140

4,2

Zutaten für eine Person

7 Radieschen
1/2 Dose Sardinen
50 g Fetakäse
1 Knoblauchzehe
frischer Schnittlauch
Salz
Pfeffer

## Mediterraner Radieschensalat

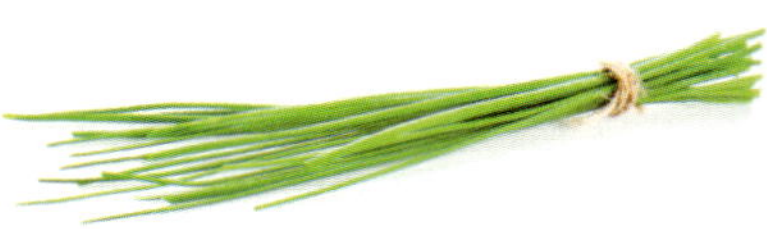

Radieschen in feine Stifte schneiden oder hobeln. Die Ölsardinen in kleine Stücke schneiden. Den Fetakäse würfeln, den Knoblauch pressen und den Schnittlauch in Röllchen schneiden. Alles gut vermischen, mit Salz und Pfeffer abschmecken. Etwa 1 Stunde ziehen lassen.

# Rotkohl

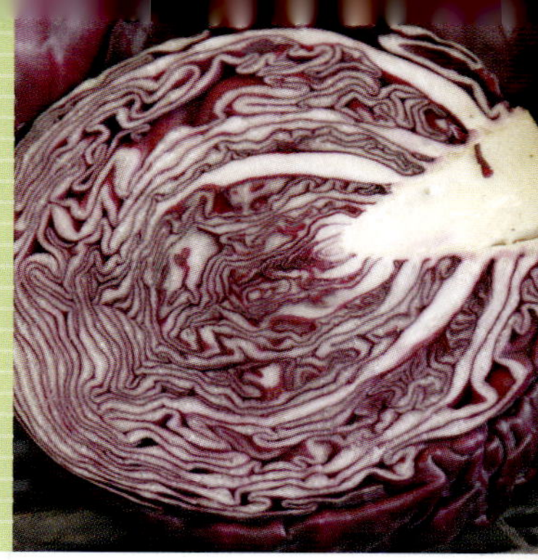

Der pralle Kohl enthält reichlich Eisen und Kalzium und liefert so einen wichtigen Beitrag für Ihre Knochen. Der Rotkohl beinhaltet außerdem jede Menge Anthocyane, die gegen frühzeitiges Altern schützen können. Der hohe Vitamin-B-Gehalt stärkt strapazierte Nerven. Eine Portion Rotkohl enthält 6,9 Gramm Kohlenhydrate.

! Blaukraut erhält seine Farbe durch Zusatz von Zucker, Rotkraut durch Essig, Wein oder Zitronensaft. Vorsicht vor Konserven: Das sind wahre Zuckerbomben.

✓ Beste Qualität zum günstigsten Preis: Saison von Anfang September bis Ende März.

| Nährwert-angaben | Energie (kcal) | Eiweiß (g) | Fett (g) | Kohlen-hydrate (g) | Ballaststoffe (g) |
|---|---|---|---|---|---|
| Pro 100 g | 17,7 | 1,2 | 0,1 | 2,8 | 2,0 |
| LOGI-Portion (250 g) | 44,2 | 2,9 | 0,3 | 6,9 | 4,9 |

Achten Sie auf Ihre Kohlenhydrat-Tagesbilanz (siehe Seiten 12/13)!

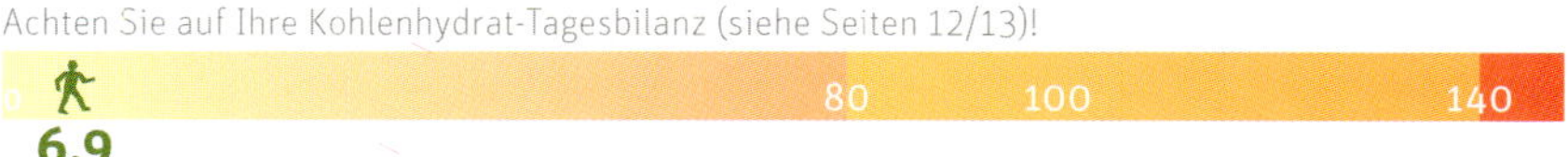


## Rotkohl – klassisch zubereitet

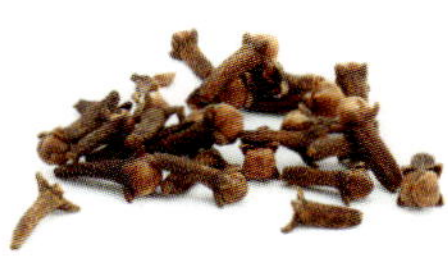

Rotkohl putzen, Strunk entfernen und fein schneiden. Gewürfelte Zwiebel und Apfel in Schmalz andünsten, Rotkohl zugeben und Essig darüber geben. Etwa 10 Minuten dünsten. Mit Wasser aufgießen, Salz und Gewürze dazu und 30 Minuten dünsten. Mit Rotwein abschmecken.

Zutaten für eine Person

250 g Rotkohl
½ Zwiebel
½ Apfel
1 EL Gänseschmalz
½ TL Zucker
½ TL Essig
60 ml Wasser
Salz, Lorbeerblatt, Nelke
Rotwein

Das schmeckt dazu: Braten, Wild oder Geflügel.

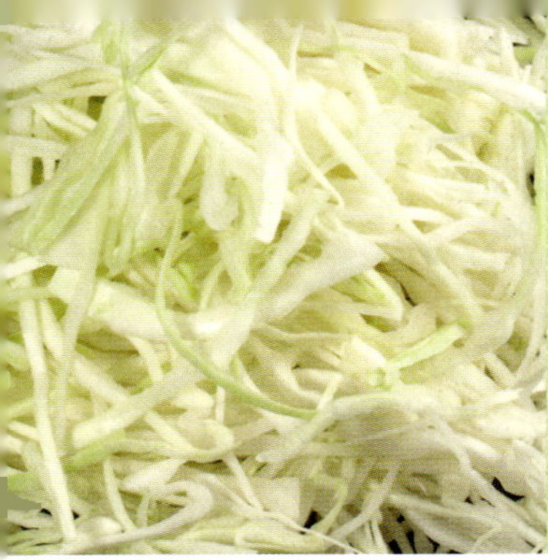

# Sauerkraut

Das milchsauer vergorene Weißkraut liefert etwas, das normalerweise in pflanzlicher Kost nicht anzutreffen ist: das wertvolle Vitamin $B_{12}$. Damit sorgen Sie für eine gute Sauerstoffversorgung aller Zellen und stärken Ihre Gehirn- und Nervenzellen. Optimal gerade in stressigen Phasen. Eine halbe Packung des handelsüblichen Sauerkrauts liefert gerade mal 1,5 Gramm Kohlenhydrate.

Nach einer durchfeierten Nacht macht Sie eine Portion Sauerkraut schnell wieder fit.

Beste Qualität zum günstigsten Preis: Saison Weißkraut von Anfang September bis Ende Januar.

| Nährwertangaben | Energie (kcal) | Eiweiß (g) | Fett (g) | Kohlenhydrate (g) | Ballaststoffe (g) |
|---|---|---|---|---|---|
| Pro 100 g | 16,7 | 1,5 | 0,3 | 0,8 | 3,5 |
| LOGI-Portion (½ Pckg. = 250 g) | 41,8 | 3,8 | 0,8 | 1,5 | 9,1 |

Achten Sie auf Ihre Kohlenhydrat-Tagesbilanz (siehe Seiten 12/13)!

80 100 140

**1,5**

Zutaten für eine Person

- 2 EL Erdnusskerne
- 250 g Sauerkraut
- Petersilie
- 2 Karotten
- Olivenöl
- 1 EL Zitronensaft
- 3 EL Sahne
- 1 TL Honig
- Salz, Pfeffer

## Sauerkraut-Karotten-Rohkost

Gehackte Erdnusskerne rösten. Sauerkraut waschen, abtropfen lassen und grob zerschneiden. Petersilie hacken, Karotten grob raspeln. Öl in der Pfanne erhitzen, Karotten andünsten. Zitronensaft dazu. Karotten mit Sauerkraut, Petersilie, Sahne und Honig vermischen, abschmecken. Erdnusskerne darüber geben.

# Spargel

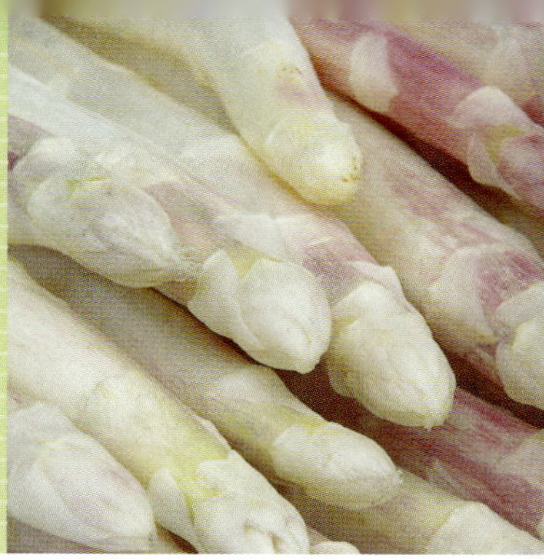

Das weiße Stangengemüse besteht zu 90 Prozent aus Wasser. Das Asparagin im Spargel regt Ihre Nieren an, aktiviert Leber und Galle und unterstützt somit die Entgiftung Ihres Körpers. Menschen mit erhöhten Harnsäurewerten und der Neigung zu Nierensteinen sollten lieber auf Spargel verzichten. Eine Portion enthält 4,8 Gramm Kohlenhydrate.

Frischer Spargel hat glatte Schnittstellen. In ein feuchtes Tuch gewickelt hält er sich im Kühlschrank etwa vier Tage.

Beste Qualität zum günstigsten Preis: Saison von Anfang April bis Ende Juni.

| Nährwertangaben | Energie (kcal) | Eiweiß (g) | Fett (g) | Kohlenhydrate (g) | Ballaststoffe (g) |
|---|---|---|---|---|---|
| Pro 100 g | 16,0 | 1,9 | 0,1 | 1,6 | 1,5 |
| LOGI-Portion (5 Stangen = 300 g) | 48,0 | 5,7 | 0,4 | 4,8 | 4,4 |

Achten Sie auf Ihre Kohlenhydrat-Tagesbilanz (siehe Seiten 12/13)!

0 80 100 140

**4,8**

## Spargel mit Zitronen-Thymian-Butter

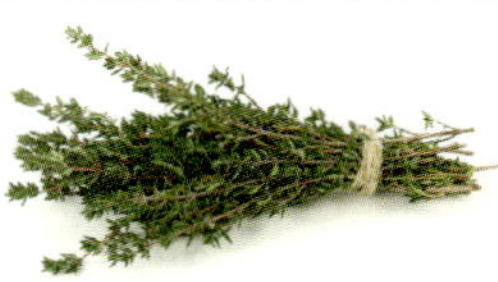

Spargelschalen und -enden 10 Minuten in Wasser kochen und wieder herausnehmen. In diesem Sud die Spargelstangen mit Salz und Zucker 10 Minuten bissfest garen. Butter zerlassen, Thymian, Zitronensaft, abgeriebene Zitronenschale hinzugeben und mit Pfeffer würzen. Spargel zusammen mit dem Lachs anrichten, mit Zitronen-Thymian-Butter begießen.

**Zutaten für eine Person**

300 g Spargel
1 TL Salz und Zucker
1 EL Butter
½ Bund Thymian
Bio-Zitrone
Pfeffer
100 g Räucherlachs

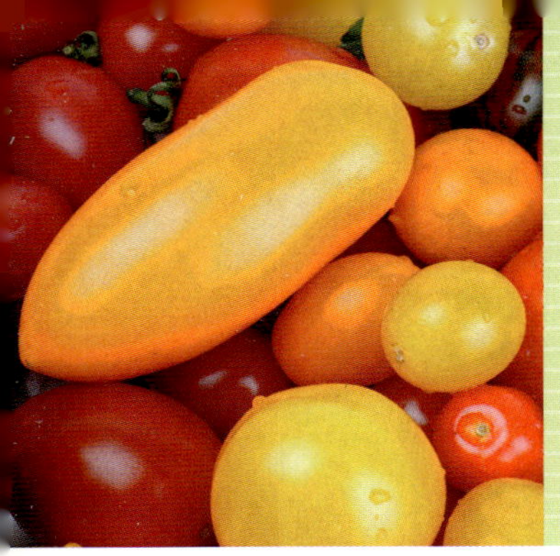

# Tomate

Ob Fleisch- oder Cocktailtomate, die roten, saftigen Früchte liefern jede Menge Vitalstoffe. Das knallige Rot kommt vom Lycopin, einem sekundären Pflanzenstoff, der Ihre Zellen vor oxidativem Stress schützt und das Immunsystem stärkt. Drei mittelgroße Tomaten liefern knapp acht Gramm Kohlenhydrate.

Ein Plus an Inhaltsstoffen in Dosentomaten. Da die Früchte vollreif in die Konserve kommen, enthalten sie oft mehr Inhaltsstoffe als unreif gepflückte Früchte aus dem Treibhaus.

Beste Qualität zum günstigsten Preis: Saison von Anfang April bis Ende November.

| Nährwertangaben | Energie (kcal) | Eiweiß (g) | Fett (g) | Kohlenhydrate (g) | Ballaststoffe (g) |
|---|---|---|---|---|---|
| Pro 100 g | 17,4 | 0,9 | 0,2 | 2,6 | 0,9 |
| LOGI-Portion (3 Stück = 300 g) | 52,3 | 2,8 | 0,6 | 7,8 | 2,8 |

Achten Sie auf Ihre Kohlenhydrat-Tagesbilanz (siehe Seiten 12/13)!

0 80 100 140

7,8

Zutaten für eine Person

3 Tomaten
125 g Mozzarella
4 Blätter Basilikum
Salz
Pfeffer
2 EL Balsamico-Essig
3 EL Olivenöl

## Insalata Caprese

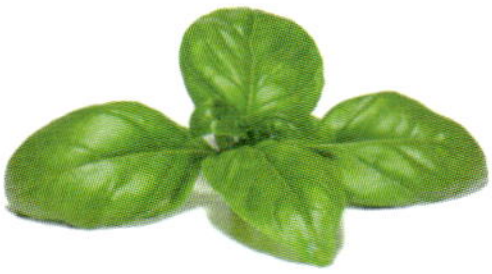

Tomaten in Scheiben schneiden. Mozzarella abtropfen, halbieren und ebenfalls in Scheiben schneiden. Abwechselnd auf einem Teller anrichten. Basilikumblätter in kleine Stücke zupfen und darauf verteilen. Mit Salz und Pfeffer würzen, Balsamico-Essig darüber geben. Zum Schluss das Olivenöl darüber träufeln.

# Zucchini

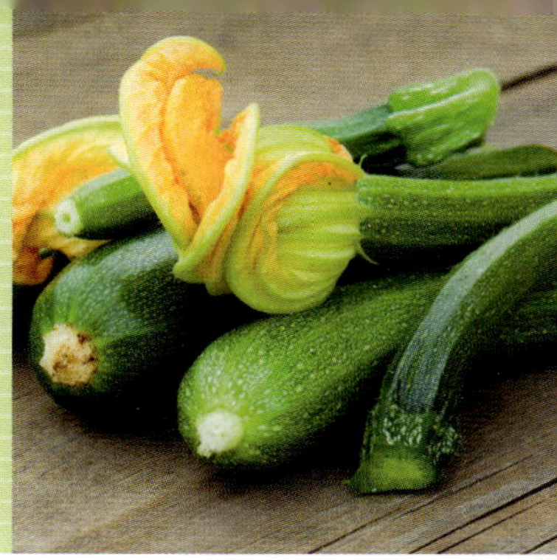

Das Kürbisgemüse, ursprünglich aus Westindien, überzeugt durch vielfältige, positive gesundheitliche Effekte. Ihre Bitterstoffe regen die Darmtätigkeit an und unterstützen die Leber bei ihrer Entgiftungsarbeit. Die grüne Powerfrucht stärkt Ihre Nerven und macht Sie stressresistenter. Eine Portion Zucchini enthält 6,1 Gramm Kohlenhydrate.

Greifen Sie beim Einkauf lieber zu den kleinen, zarten Früchten mit grün-weiß gesprenkelter Schale. Sie enthalten die meisten Vitalstoffe.

Beste Qualität zum günstigsten Preis: Saison von Anfang Juni bis Ende November.

| Nährwert-angaben | Energie (kcal) | Eiweiß (g) | Fett (g) | Kohlen-hydrate (g) | Ballaststoffe (g) |
|---|---|---|---|---|---|
| Pro 100 g | 19,1 | 1,6 | 0,4 | 2,0 | 1,1 |
| LOGI-Portion (2 kleine Z. = 300 g) | 57,4 | 4,8 | 1,2 | 6,1 | 3,3 |

Achten Sie auf Ihre Kohlenhydrat-Tagesbilanz (siehe Seiten 12/13)!

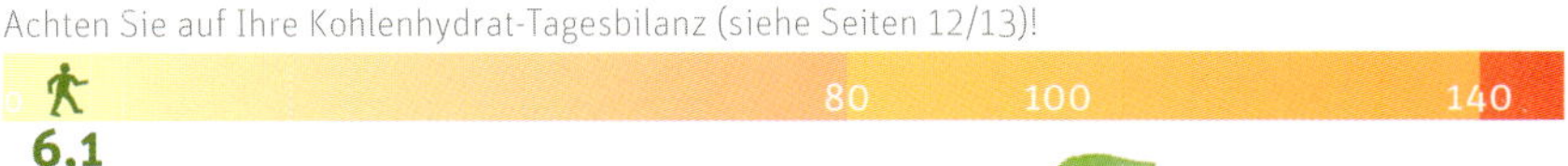


## Zucchini-Apfel-Möhren-Puffer mit Schnittlauchdip

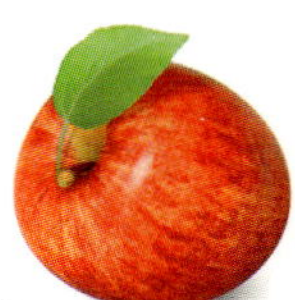

Zucchini, Apfel und Möhre raspeln, Zwiebel fein hacken, mit Ei, Mehl und Gewürzen vermengen. Butterschmalz in Pfanne erhitzen, etwas Puffermasse hineingeben, andrücken und in 2–3 Minuten ausbacken. Sauerrahm, gehackten Schnittlauch und Gewürze zu einem Dip anrühren und zu dem Puffer genießen.

Zutaten
für eine Person

300 g Zucchini
1 Apfel
1 Möhre
½ Zwiebel
1 Ei, 1 EL Mehl
Salz, Pfeffer, Muskat
Butterschmalz
½ Becher Sauerrahm
Schnittlauch

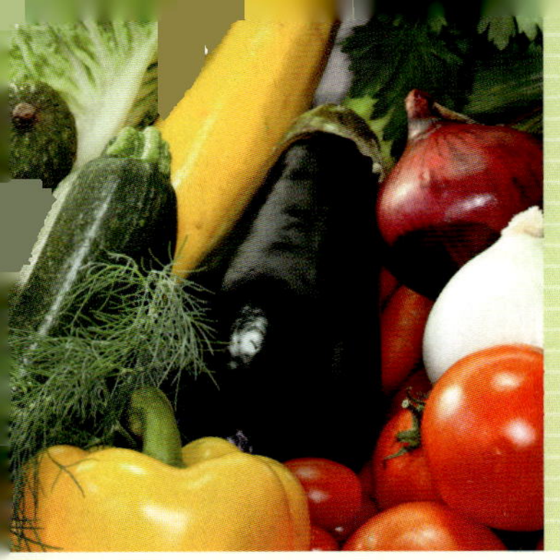

# Testauswertung

## Welcher Gemüsetyp sind Sie?

Zählen Sie Ihre Punkte zusammen:

- 1 a) = 10
- 1 b) = 15
- 1 c) = 5
- 2 a) = 10
- 2 b) = 5
- 2 c) = 15
- 3 a) = 15
- 3 b) = 10
- 3 c) = 5

15–20 Punkte

### Ein Leben ohne Gemüse? – Unvorstellbar!

Bravo! Gemüse ist bereits fester Bestandteil Ihres täglichen Speiseplans. Sie haben Ihre Lieblingsgerichte gefunden und greifen dort auch gerne zu. Aber gehen Ihnen manchmal die Ideen aus? Gibt es bei Ihnen immer wieder das gleiche Gemüse? Sie können die Frische und Vielfalt der Gemüsevarianten noch besser nutzen, um so noch mehr Vitamine, Mineralien und sekundäre Pflanzenstoffe zu tanken. Informieren Sie sich im folgenden Kapitel, welche Alternativen für Sie noch infrage kommen, und holen Sie sich weitere Anregungen für einen vitalstoffreichen Speiseplan.

25–35 Punkte

**Gemüse? – Klar, für mehr Abwechslung auf dem Speiseplan.**

Gemüse kommt bei Ihnen schon regelmäßig auf den Teller, doch wenn Sie gerade keins zu Hause haben oder es in der Kantine nicht angeboten wird, fehlt es Ihnen auch nicht besonders. Sie haben Ihre Lieblingsgemüse, die immer wieder auf Ihrem Speiseplan stehen. Wenn Sie mehr Abwechslung zu den Klassikern Tomate, Gurke und Paprika haben möchten, schauen Sie doch einmal, was man mit Aubergine, Porree und Brokkoli alles machen kann. Lassen Sie sich von den leckeren Rezepten im Kapitel »Gute Kohlenhydrate« (ab Seite 86) inspirieren.

40–45 Punkte

**Gemüse? – Es geht auch gut ohne!**

Gemüse ist für Sie eher ein Fremdwort, und auf Ihrem Speiseplan kommt Salat und Karottengemüse eher als Dekoration vor? Wenn Sie auf Dauer die stark kohlenhydrathaltigen Nudeln, Kartoffeln und Brot zu Ihrer Hauptmahlzeit machen, werden sich immer mehr Pfunde in Ihren Fettpolstern ansammeln. Ein bewegungsarmer Alltag lässt Ihr Hüftgold noch zusätzlich wachsen. Versuchen Sie, mehrmals wöchentlich eine Portion Kartoffeln oder Nudeln durch ein Gemüse- oder Salatgericht zu ersetzen. So reduzieren Sie nicht nur Ihre Kohlenhydratmenge drastisch, sondern unterstützen durch die darin enthaltenen Vitalstoffe Ihre Gesundheit maßgeblich. Sie werden sich über kurz oder lang nicht nur leichter, sondern auch wieder wohler in Ihrer Haut fühlen. Auf geht's – lesen Sie, was das Gemüse so alles kann, und Sie bekommen bestimmt Lust aufs Nachkochen.

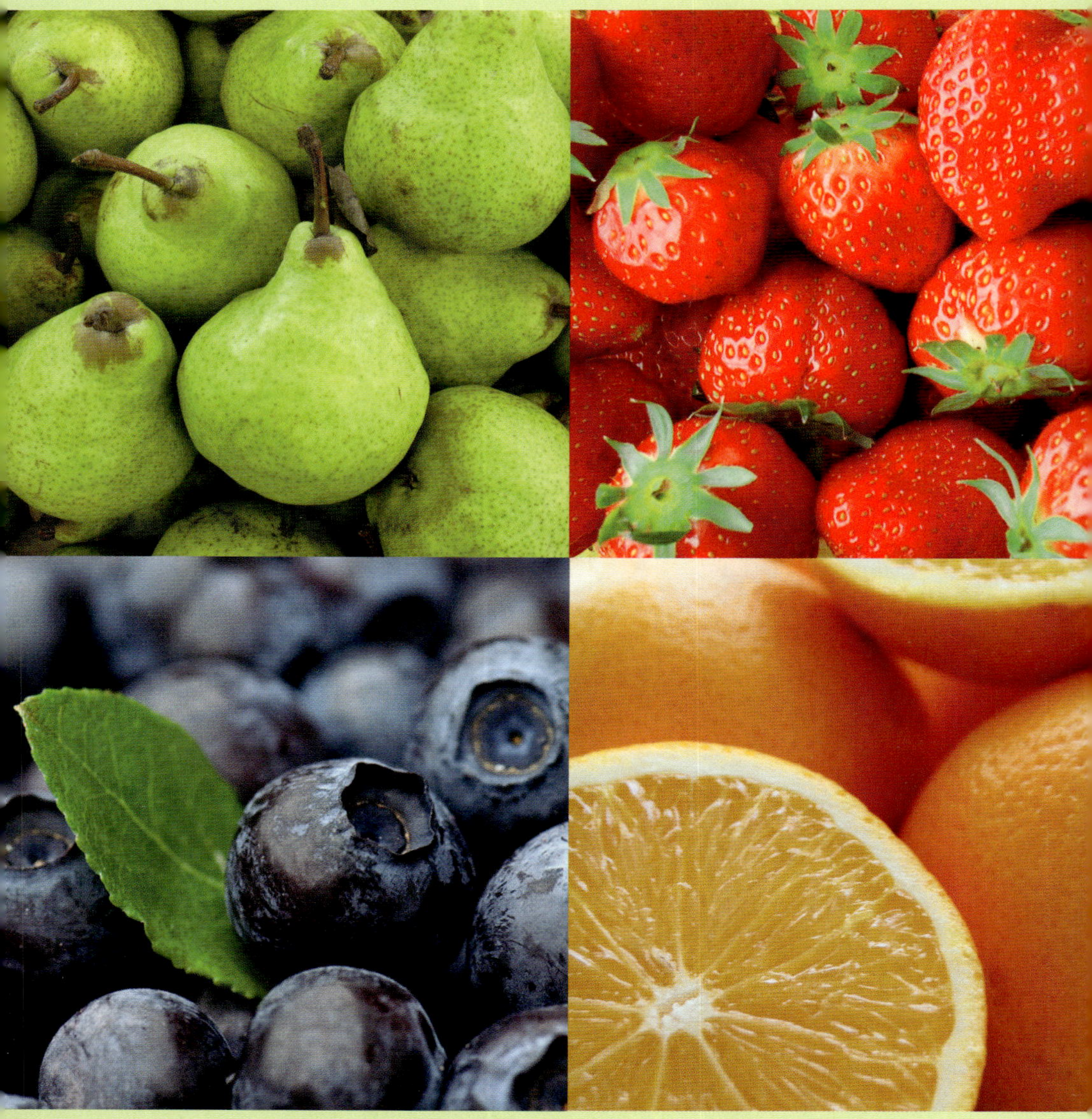

# Obst

## Test: Welcher Obsttyp sind Sie?

Beantworten Sie folgende Fragen und finden Sie heraus, ob und wie Sie bei Ihrem Obstverzehr etwas verbessern können.

1. Was fällt Ihnen spontan zu dem Begriff »Waldbeeren« ein?

a) Damit verbinden Sie sonnige Stunden auf einem Himbeerpflückfeld. Leider ist die Saison oft viel zu kurz, sie würden gerne das ganze Jahr die frischen roten Beeren essen.

b) Lecker, die essen Sie mehrmals die Woche, denn Sie haben immer einen Heidelbeerjoghurt im Kühlschrank.

c) Als Kind haben Sie häufig Blaubeerpfannkuchen gegessen, heute gibt's eher mal einen Löffel Beerenfruchtaufstrich im Joghurt.

2. Sie essen täglich Obst, denn ...

a) ... Sie achten immer darauf, dass sich auf Ihrem Kuchenstück zum Nachmittagskaffee etwas Fruchtiges befindet.

b) ... Sie bereiten sich morgens eine kleine Plastikbox mit einem Apfel oder einer Birne und ein paar Karotten- und Kohlrabisticks zum Knabbern während des Tages vor.

c) ... Sie besorgen sich auf dem Weg zur Arbeit immer Ihre Banane und noch zwei andere Obstsorten, die Ihnen gerade gefallen.

3. Beim Blick in Ihren Kühl- bzw. Speiseschrank findet sich folgende Mischung:

a) Äpfel, Fruchtaufstrich mit hohem Fruchtanteil, Müslifruchtschnitten.

b) Fruchtsmoothies, Ananas und Pfirsiche aus der Dose, Rosinen.

c) drei Sorten Obst der Saison, ein paar Dosentomaten und Oliven im Glas.

*Die Auswertung des Tests finden Sie auf den Seiten 124/125.*

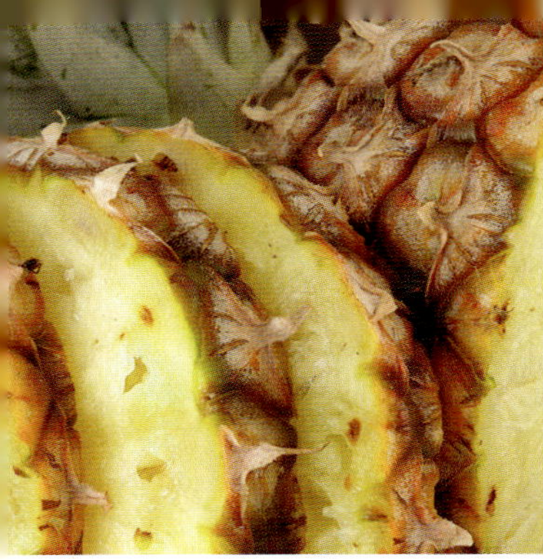

# Ananas

Das Außergewöhnliche an der Ananas ist ihr eiweißspaltendes Enzym Bromelain. Selbst zähes Fleisch wird durch eine Marinade aus Ananasstückchen zart. Bromelain arbeitet wie eine Müllabfuhr in Ihrem Körper und befreit Ihre Zellen von überflüssigem Abfall. Das meiste Bromelain steckt im Strunk. Deshalb immer mitessen, wenn er nicht zu hart ist. In Dosenananas kommt Bromelain kaum noch vor, dafür aber jede Menge Zucker. Eine Portion frische Ananas hat 16 Gramm Kohlenhydrate.

✓ Beste Qualität zum günstigsten Preis: Saison der Importware von Anfang September bis Ende April.

| Nährwertangaben | Energie (kcal) | Eiweiß (g) | Fett (g) | Kohlenhydrate (g) | Ballaststoffe (g) |
|---|---|---|---|---|---|
| Pro 100 g | 58,8 | 0,5 | 0,2 | 13,1 | 1,4 |
| Pro Portion (2,5 Scheib. = 125 g) | 73,5 | 0,6 | 0,2 | 16,4 | 1,8 |

Achten Sie auf Ihre Kohlenhydrat-Tagesbilanz (siehe Seiten 12/13)!

0 80 100 140

**16,4**

## Der Bananenvergleich

Sie könnten rein rechnerisch 170 Gramm Ananas essen, um die Kohlenhydratmenge einer Banane (22 g Kohlenhydrate) zu erreichen.

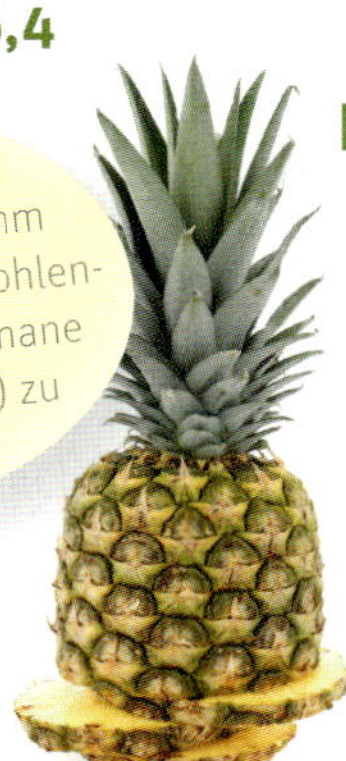

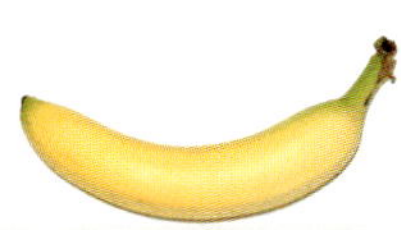

170 g Ananas
3 Scheiben

≙

100 g Banane ohne Schale
1 Stück

# Apfel

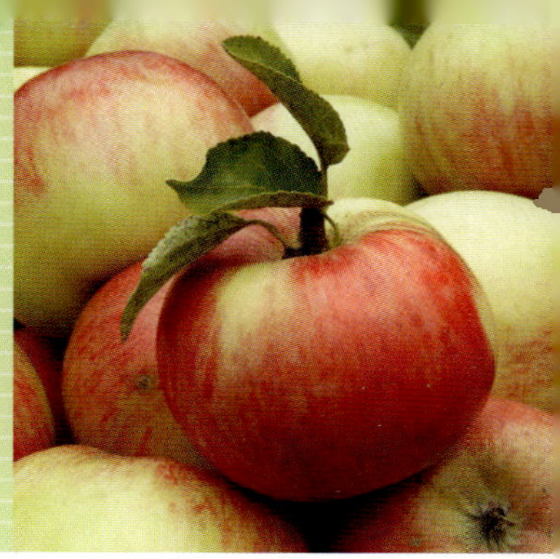

»Ein Apfel am Tag – Doktor gespart«. Der Apfel liefert über 30 Mineralstoffe und Spurenelemente und natürlich viel Vitamin C. Außerdem bereichert er Sie mit dem Ballaststoff Pektin, der in der Lage ist, den Cholesterin- und Blutfettspiegel zu senken und Giftstoffe im Darm zu binden. Eine Portion Apfel hat 14 Gramm Kohlenhydrate.

**!** Besonders reich an Nährstoffen ist die Schale – greifen Sie beim Einkauf lieber zum Bio-Apfel, statt konventionelle Äpfel großzügig zu schälen.

✓ Beste Qualität zum günstigsten Preis: Saison von Anfang August bis Ende April.

| Nährwertangaben | Energie (kcal) | Eiweiß (g) | Fett (g) | Kohlenhydrate (g) | Ballaststoffe (g) |
|---|---|---|---|---|---|
| Pro 100 g | 51,9 | 0,3 | 0,4 | 11,4 | 2,0 |
| Pro Portion (mittlere Gr. = 125 g) | 64,8 | 0,4 | 0,5 | 14,3 | 2,5 |

Achten Sie auf Ihre Kohlenhydrat-Tagesbilanz (siehe Seiten 12/13)!

0 – 80 – 100 – 140

**14,3**

## Der Bananenvergleich

Sie könnten rein rechnerisch 200 Gramm Apfel essen, um die Kohlenhydratmenge einer Banane (22 g Kohlenhydrate) zu erreichen.

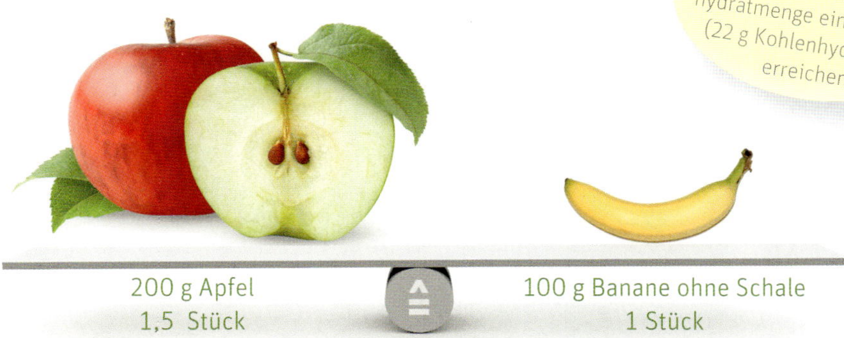

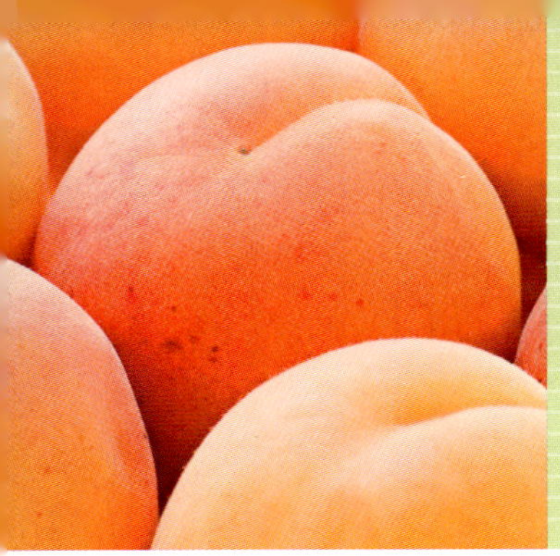

# Aprikose

»Eine Haut wie eine Aprikose« – das verbinden wir meistens zuerst mit der orange-gelben Frucht. Doch das Besondere an der Aprikose ist ihr hoher Anteil an Karotenen, die vor Krebserkrankungen schützen können. Auch stärken die Vitalstoffe der »Zauberfrucht« Ihr Immunsystem und schützen vor gefährlichen UV-Strahlen. Mit einer Portion Aprikose nehmen Sie knapp elf Gramm Kohlenhydrate auf.

Der Reifeprozess endet mit dem Pflücken. Deshalb ist importiertes Obst weniger aromatisch.

Beste Qualität zum günstigsten Preis: Saison von Anfang Juni bis Ende August.

| Nährwertangaben | Energie (kcal) | Eiweiß (g) | Fett (g) | Kohlenhydrate (g) | Ballaststoffe (g) |
|---|---|---|---|---|---|
| Pro 100 g | 42,3 | 0,9 | 0,1 | 8,5 | 1,9 |
| Pro Portion (3 Stück = 125 g) | 52,9 | 1,1 | 0,1 | 10,7 | 2,4 |

Achten Sie auf Ihre Kohlenhydrat-Tagesbilanz (siehe Seiten 12/13)!

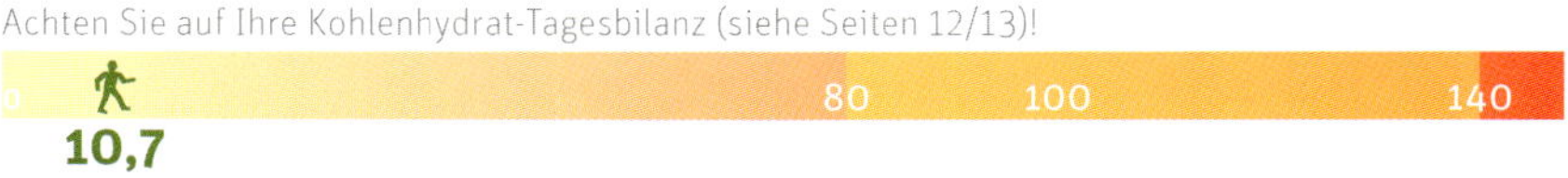


## Der Bananenvergleich

Sie könnten rein rechnerisch 260 Gramm Aprikosen essen, um die Kohlenhydratmenge einer Banane (22 g Kohlenhydrate) zu erreichen.

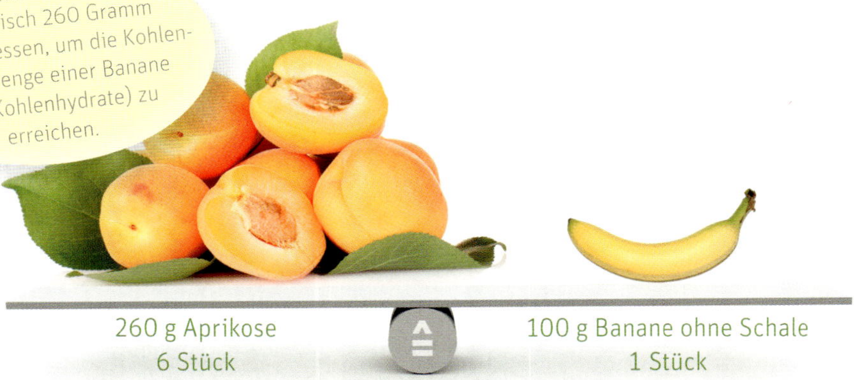


260 g Aprikose
6 Stück

100 g Banane ohne Schale
1 Stück

# Birne

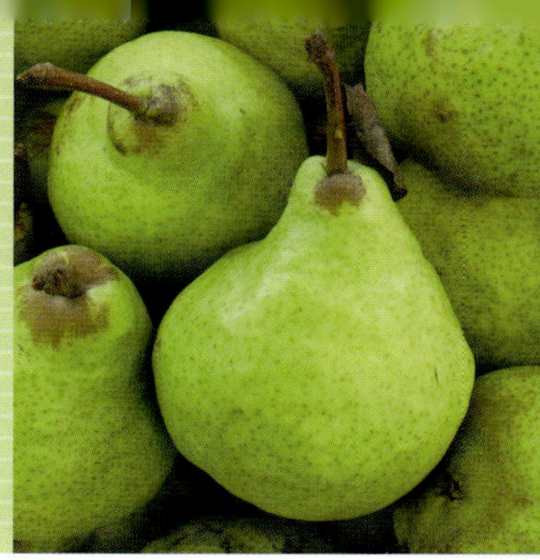

Man solle »Birnen nicht mit Äpfeln vergleichen«. Wieso eigentlich nicht? Bei der Kohlenhydratmenge sind sie schließlich gleich auf, denn eine Birnenportion liefert ebenfalls um die 15 Gramm. Beim Magnesium hat die Birne ein wenig die Nase vorn, während in Sachen Vitamin C der Apfel gewinnt. Wenn Sie nicht gerne in den Apfel beißen, sollten Sie sich mit der Birne anfreunden, denn diese hat weniger Fruchtsäuren.

Birne ist eine ideale Ergänzung auf dem Käseteller.

**Beste Qualität zum günstigsten Preis:** Saison von Anfang August bis Ende November.

| Nährwertangaben | Energie (kcal) | Eiweiß (g) | Fett (g) | Kohlenhydrate (g) | Ballaststoffe (g) |
|---|---|---|---|---|---|
| Pro 100 g | 52,3 | 0,5 | 0,3 | 12,4 | 2,8 |
| Pro Portion (kleine Birne = 125 g) | 65,4 | 0,6 | 0,4 | 15,5 | 3,5 |

Achten Sie auf Ihre Kohlenhydrat-Tagesbilanz (siehe Seiten 12/13)!

0 80 100 140

**15,5**

## Der Bananenvergleich

Sie könnten rein rechnerisch 180 Gramm Birne essen, um die Kohlenhydratmenge einer Banane (22 g Kohlenhydrate) zu erreichen.

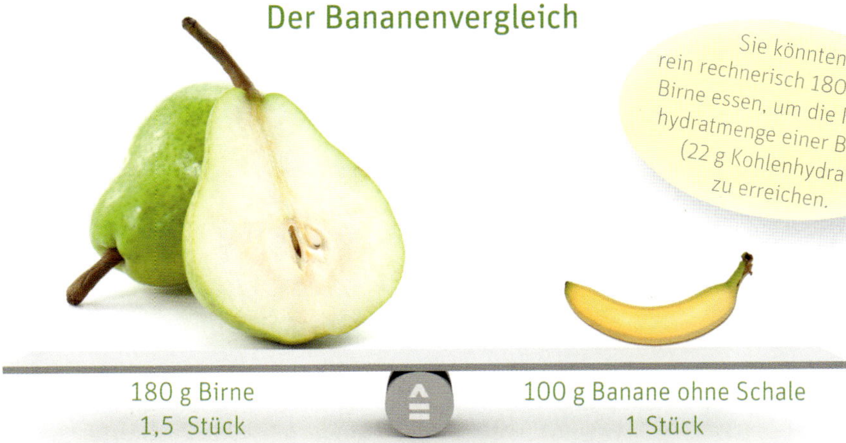

180 g Birne
1,5 Stück

100 g Banane ohne Schale
1 Stück

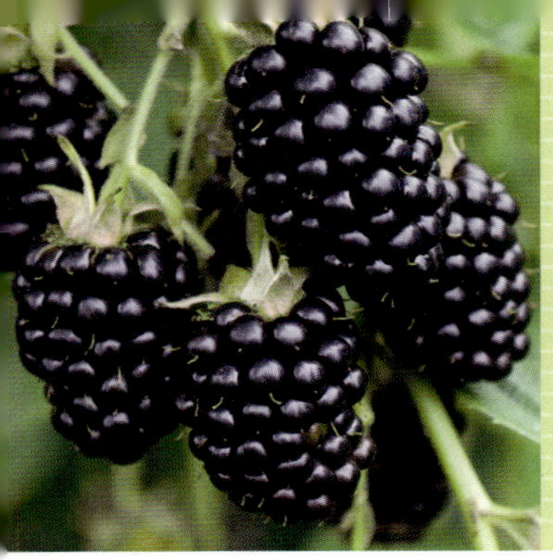

# Brombeere

Frisch vom Strauch, als Brombeershake oder im Joghurt: Die prallen, glänzenden Früchtchen verwöhnen uns nicht nur durch Geschmack und Farbe, sondern vor allem durch ihren hohen Vitalstoffgehalt. Sie wirken antibakteriell, entzündungshemmend und blutdruckregulierend. Die kostbaren Beeren enthalten jede Menge verdauungsfördernde Ballaststoffe. Eine Portion enthält nur 3,4 Gramm Kohlenhydrate.

Ein Tee aus Brombeerblättern eignet sich hervorragend als Fieber- und Grippemittel.

Beste Qualität zum günstigsten Preis: Saison von Mitte Juli bis Ende September.

| Nährwertangaben | Energie (kcal) | Eiweiß (g) | Fett (g) | Kohlenhydrate (g) | Ballaststoffe (g) |
|---|---|---|---|---|---|
| Pro 100 g | 29,9 | 1,2 | 1,0 | 2,7 | 6,6 |
| Pro Portion (1 Schälchen = 125 g) | 37,3 | 1,5 | 1,3 | 3,4 | 8,3 |

Achten Sie auf Ihre Kohlenhydrat-Tagesbilanz (siehe Seiten 12/13)!

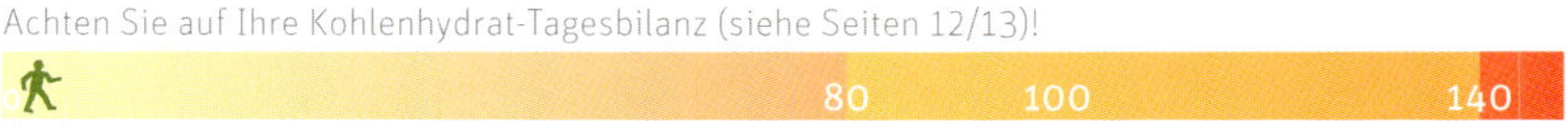


**3,4**

## Der Bananenvergleich

Sie könnten rein rechnerisch 800 Gramm Brombeeren essen, um die Kohlenhydratmenge einer Banane (22 g Kohlenhydrate) zu erreichen.

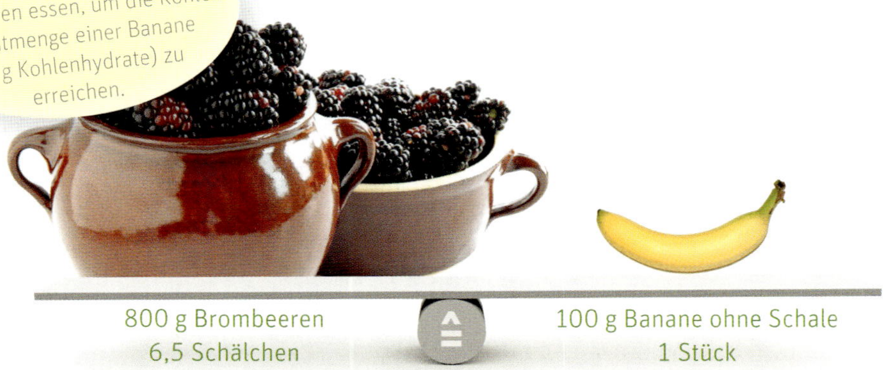

800 g Brombeeren
6,5 Schälchen

≙

100 g Banane ohne Schale
1 Stück

# Erdbeere

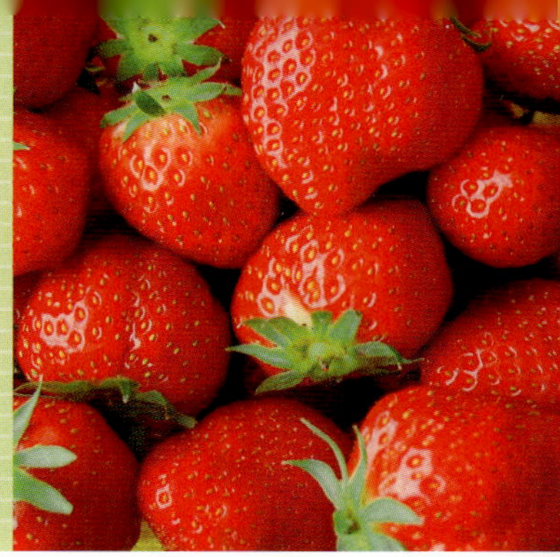

Erdbeeren gehören berechtigterweise zu den beliebtesten Früchten der Deutschen. Ihr hoher Gehalt an Salicylsäure macht sie zur Waffe gegen Rheuma und Gicht. Bereits 500 Gramm decken Ihren Tagesbedarf an Folsäure, die an allen Erneuerungsprozessen im Körper beteiligt ist. Eine Portion enthält knapp sieben Gramm Kohlenhydrate.

Pürierte Erdbeeren im Eiswürfelbehälter einfrieren und bei Bedarf Joghurt- und Quarkspeisen damit verfeinern.

Beste Qualität zum günstigsten Preis: Saison von Anfang Mai bis Ende Juli.

| Nährwertangaben | Energie (kcal) | Eiweiß (g) | Fett (g) | Kohlenhydrate (g) | Ballaststoffe (g) |
|---|---|---|---|---|---|
| Pro 100 g | 32,0 | 0,8 | 0,4 | 5,5 | 2,0 |
| Pro Portion (1 Handvoll = 125 g) | 40,0 | 1,0 | 0,5 | 6,9 | 2,5 |

Achten Sie auf Ihre Kohlenhydrat-Tagesbilanz (siehe Seiten 12/13)!

0 80 100 140

6,9

## Der Bananenvergleich

Sie könnten rein rechnerisch 400 Gramm Erdbeeren essen, um die Kohlenhydratmenge einer Banane (22 g Kohlenhydrate) zu erreichen.

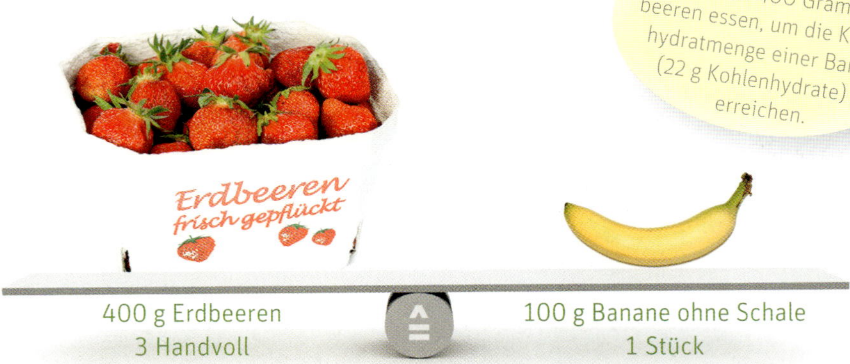


400 g Erdbeeren
3 Handvoll

≙

100 g Banane ohne Schale
1 Stück

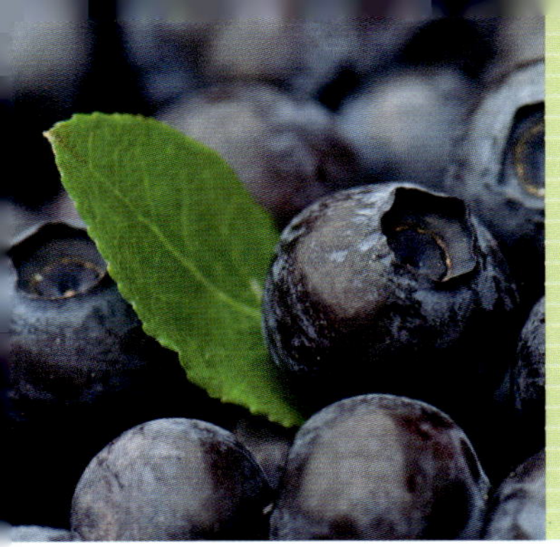

# Heidelbeere

Die blau-violetten Heidelbeeren überzeugen durch die Kraft der in ihnen enthaltenen Anthocyane. Dieser für die blaue Farbe verantwortliche Pflanzenstoff macht zellschädigende freie Radikale unschädlich. Je mehr Anthocyane, desto weniger Diabetes mellitus, Krebs und Herz-Kreislauf-Erkrankungen. Mit einer Portion Heidelbeeren nehmen Sie neun Gramm Kohlenhydrate zu sich.

Blaubeeren sind praktisch: kein Stiel, keine Kerne, kein Schälen, einfach waschen und genießen.

Beste Qualität zum günstigsten Preis: Saison von Anfang Juli bis Ende August.

| Nährwertangaben | Energie (kcal) | Eiweiß (g) | Fett (g) | Kohlenhydrate (g) | Ballaststoffe (g) |
|---|---|---|---|---|---|
| Pro 100 g | 42,1 | 0,6 | 0,6 | 7,4 | 4,9 |
| Pro Portion (1 Schälchen = 125 g) | 52,6 | 0,8 | 0,8 | 9,3 | 6,1 |

Achten Sie auf Ihre Kohlenhydrat-Tagesbilanz (siehe Seiten 12/13)!

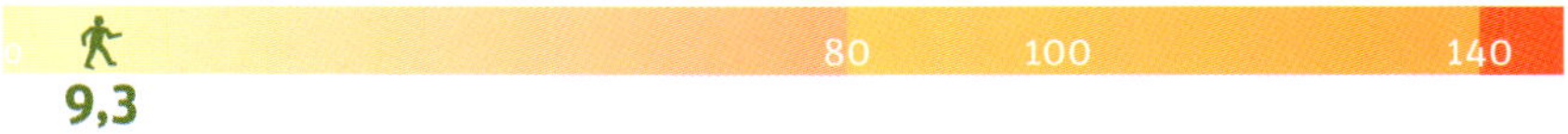


## Der Bananenvergleich

Sie könnten rein rechnerisch 300 Gramm Heidelbeeren essen, um die Kohlenhydratmenge einer Banane (22 g Kohlenhydrate) zu erreichen.

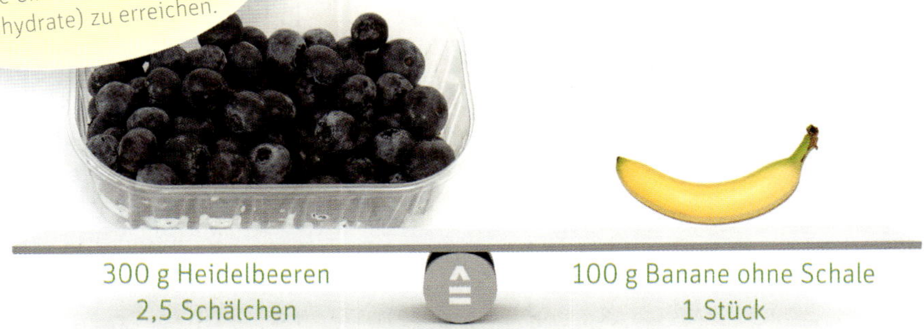

# Himbeere

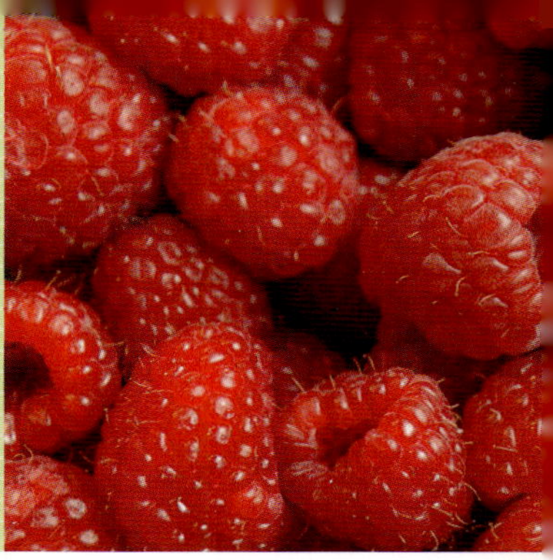

In den Sommermonaten lacht uns die pinkfarbene Beere verlockend an. Da sollten Sie zugreifen. Die »Vitalstoffbombe« liefert Ihnen sogar das Schönheitsvitamin Biotin, das für volles Haar und geschmeidige Haut sorgt. Dabei sind in einem kleinen Schälchen Himbeeren gerade mal sechs Gramm Kohlenhydrate enthalten.

Pflücken Sie im Sommer die köstlichen Früchte sehr kostengünstig auf einem Himbeerfeld, und Sie können genug für den Winter im Gefrierfach bunkern.

**Beste Qualität zum günstigsten Preis:** Saison von Mitte Juni bis Mitte September.

| Nährwertangaben | Energie (kcal) | Eiweiß (g) | Fett (g) | Kohlenhydrate (g) | Ballaststoffe (g) |
|---|---|---|---|---|---|
| Pro 100 g | 33,9 | 1,3 | 0,3 | 4,8 | 6,7 |
| Pro Portion (1 kl. Schale = 125 g) | 42,4 | 1,6 | 0,4 | 6,0 | 8,4 |

Achten Sie auf Ihre Kohlenhydrat-Tagesbilanz (siehe Seiten 12/13)!

0 80 100 140

**6,0**

## Der Bananenvergleich

Sie könnten rein rechnerisch 460 Gramm Himbeeren essen, um die Kohlenhydratmenge einer Banane (22 g Kohlenhydrate) zu erreichen.

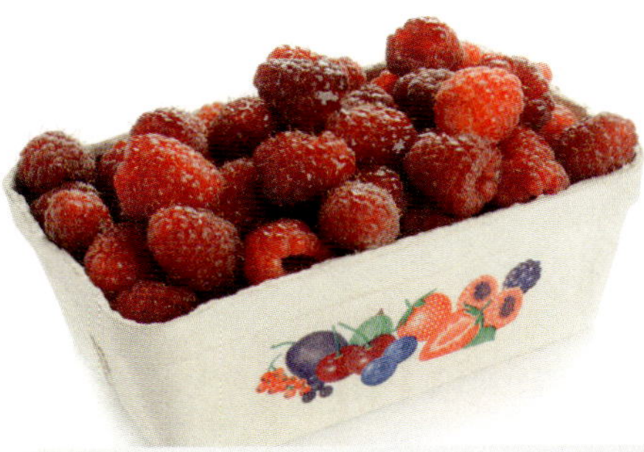

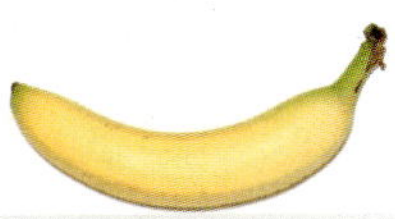

460 g Himbeeren
3,5 Schalen

≙

100 g Banane ohne Schale
1 Stück

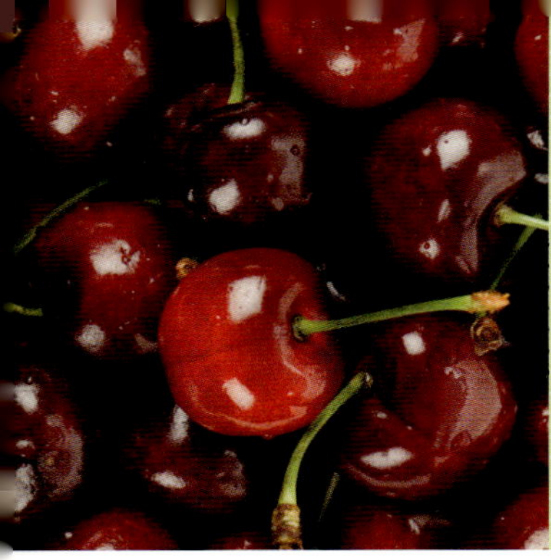

# Kirsche

Der roten Frucht sagt man nach, mit ihrem Cocktail an sekundären Pflanzenstoffen gegen Entzündungen im Körper vorzugehen. Ob Zahnfleisch- oder Gelenkentzündungen – wenn Sie präventiv etwas tun möchten, sollten Sie oft Kirschen essen. Eine Handvoll Kirschen liefert 16 Gramm Kohlenhydrate – also bitte nicht gleich ein ganzes Pfund verputzen.

❗ Lieber frische Kirschen im Sommer richtig genießen und auf die zuckrige Variante im Glas verzichten – diese liefert 50 Prozent mehr Kohlenhydrate.

✔ Beste Qualität zum günstigsten Preis: Saison von Anfang Juni bis Ende August.

| Nährwertangaben | Energie (kcal) | Eiweiß (g) | Fett (g) | Kohlenhydrate (g) | Ballaststoffe (g) |
|---|---|---|---|---|---|
| Pro 100 g | 63,3 | 0,9 | 0,3 | 13,3 | 1,5 |
| Pro Portion (1 Handvoll = 125 g) | 79,2 | 1,1 | 0,4 | 16,6 | 1,9 |

Achten Sie auf Ihre Kohlenhydrat-Tagesbilanz (siehe Seiten 12/13)!

0 – 80 – 100 – 140

**16,6**

## Der Bananenvergleich

Sie könnten rein rechnerisch 165 Gramm Kirschen essen, um die Kohlenhydratmenge einer Banane (22 g Kohlenhydrate) zu erreichen.

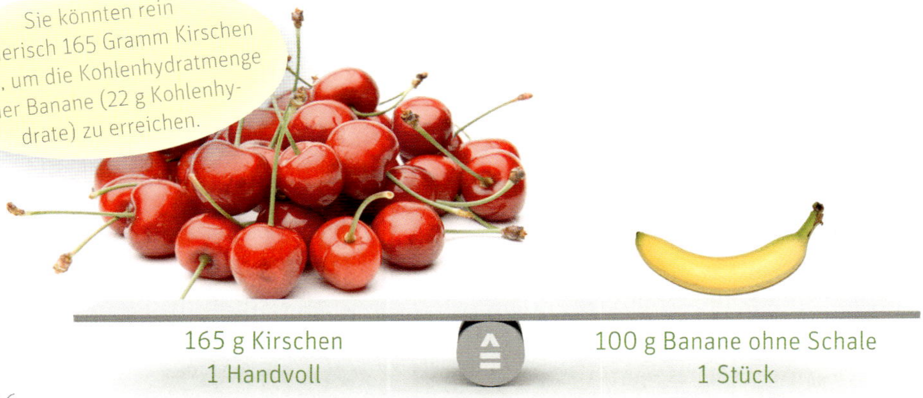

165 g Kirschen
1 Handvoll

100 g Banane ohne Schale
1 Stück

# Kiwi

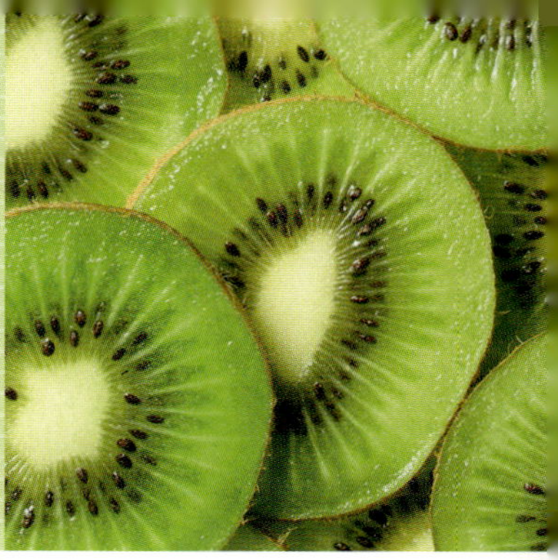

Die »Chinesische Stachelbeere« stammt aus dem Yangtse-Tal in China und kam erst Anfang des 20. Jahrhunderts, angeblich durch eine Lehrerin, nach Neuseeland. Kiwis sind absolute Weltmeister im Vitamin-C-Reichtum. Eine einzige Frucht deckt Ihren ganzen Tagesbedarf. Auch stärkt die in der Kiwi enthaltene Aminosäure Arginin Ihren Kreislauf. Eine Kiwi enthält knapp fünf Gramm Kohlenhydrate.

! Eine reife Kiwi erkennen Sie daran, dass ihre Schale auf leichten Fingerdruck hin nachgibt.

✓ Beste Qualität zum günstigsten Preis: das ganze Jahr über als Importware.

| Nährwertangaben | Energie (kcal) | Eiweiß (g) | Fett (g) | Kohlenhydrate (g) | Ballaststoffe (g) |
|---|---|---|---|---|---|
| Pro 100 g | 60,9 | 1,0 | 0,6 | 10,8 | 3,9 |
| Pro Portion (2 Kiwi = 90 g) | 54,9 | 0,9 | 0,6 | 9,7 | 3,5 |

Achten Sie auf Ihre Kohlenhydrat-Tagesbilanz (siehe Seiten 12/13)!

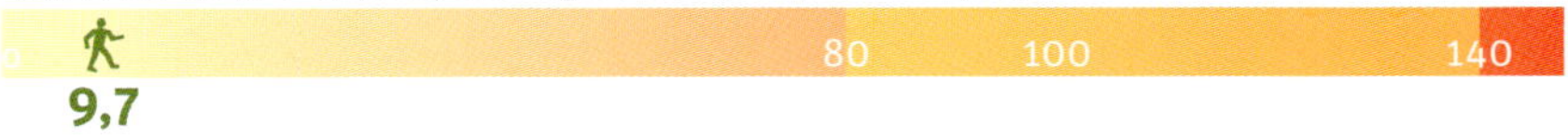


## Der Bananenvergleich

Sie könnten rein rechnerisch 200 Gramm Kiwi essen, um die Kohlenhydratmenge einer Banane (22 g Kohlenhydrate) zu erreichen.

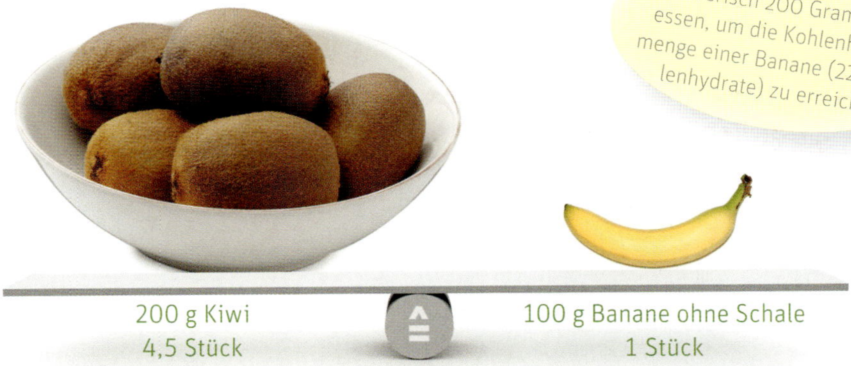

200 g Kiwi
4,5 Stück

≙

100 g Banane ohne Schale
1 Stück

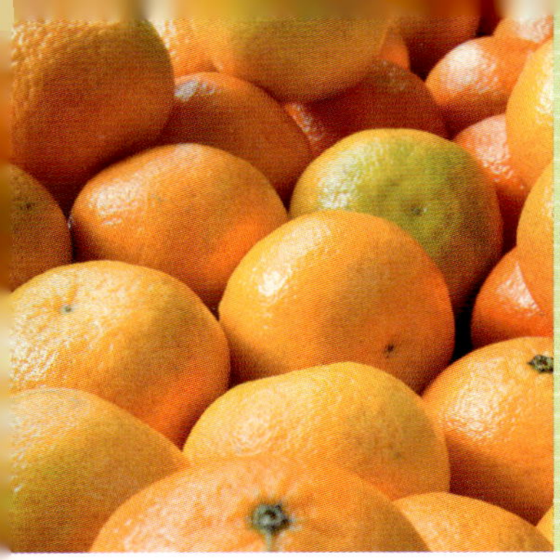

# Mandarine

Die kleine Schwester der Orange kräftigt Ihr Immunsystem. Doch nicht nur das: Der in der Mandarine enthaltene Pflanzenstoff Nobiletin wirkt zusätzlich gegen Übergewicht und schützt Sie vor Arterienverkalkung und Altersdiabetes. Der Gesamtkohlenhydratgehalt von zwei Mandarinen liegt bei etwa neun Gramm.

Früchte aus dem konventionellen Anbau sind oft mit Spritzmitteln behandelt. Bevor Sie die Mandarine schälen, bitte erst die Frucht und dann Ihre Hände gut waschen.

Beste Qualität zum günstigsten Preis: Importware von Anfang November bis Ende Februar.

| Nährwertangaben | Energie (kcal) | Eiweiß (g) | Fett (g) | Kohlenhydrate (g) | Ballaststoffe (g) |
|---|---|---|---|---|---|
| Pro 100 g | 50,2 | 0,7 | 0,3 | 10,1 | 1,7 |
| Pro Portion (2 Stück = 90 g) | 45,2 | 0,6 | 0,3 | 9,1 | 1,5 |

Achten Sie auf Ihre Kohlenhydrat-Tagesbilanz (siehe Seiten 12/13)!

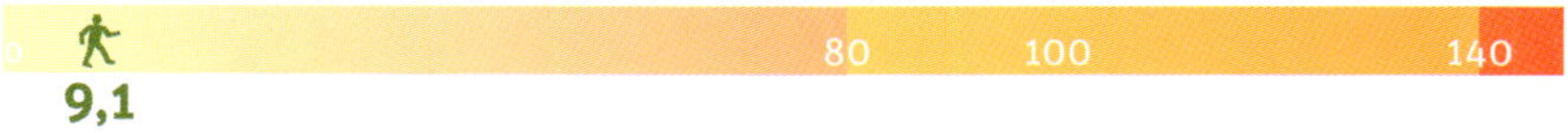


## Der Bananenvergleich

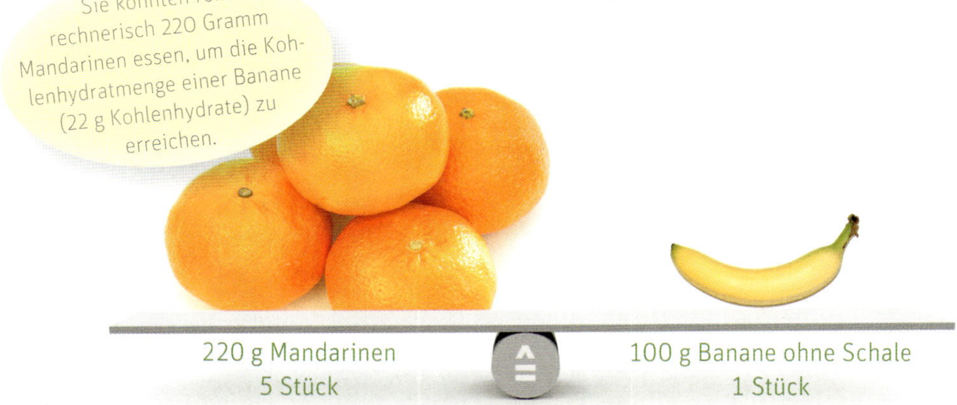

# Melone

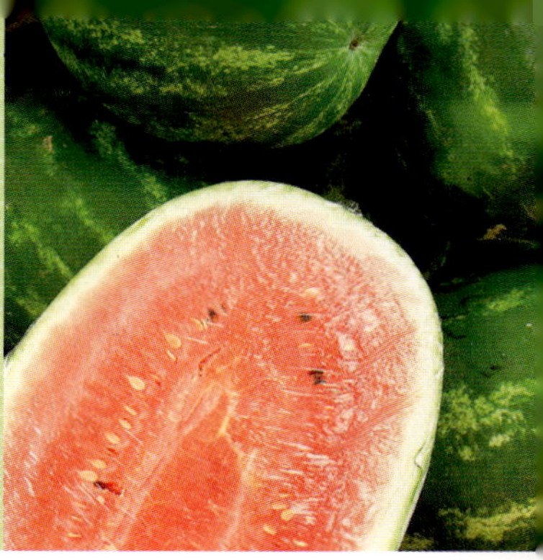

Mit mehr als 90 Prozent Wasser der ideale Durstlöscher. Auch die übrigen zehn Prozent haben es in sich: So weist Zuckermelone einen hohen Anteil an Kalium und Beta-Carotin auf. Kalium ist wichtig für die Regulation des Zellwachstums und des Blutdrucks. Beta-Carotin tut Augen, Haut und Haaren gut und hat krebshemmende Wirkung.

Eine Portion Melone enthält zwölf Gramm Kohlenhydrate.

! Reife Früchte erkennt man durch Klopfen auf die Schale, der Klang sollte tief und dumpf sein.

✓ **Beste Qualität zum günstigsten Preis:** Saison der Importware von Anfang Juni bis Ende Oktober.

| Nährwertangaben | Energie (kcal) | Eiweiß (g) | Fett (g) | Kohlenhydrate (g) | Ballaststoffe (g) |
|---|---|---|---|---|---|
| Pro 100 g | 38,2 | 0,6 | 0,2 | 8,3 | 0,2 |
| Pro Portion (Stück o. Schale = 150 g) | 57,4 | 0,9 | 0,3 | 12,4 | 0,4 |

Achten Sie auf Ihre Kohlenhydrat-Tagesbilanz (siehe Seiten 12/13)!

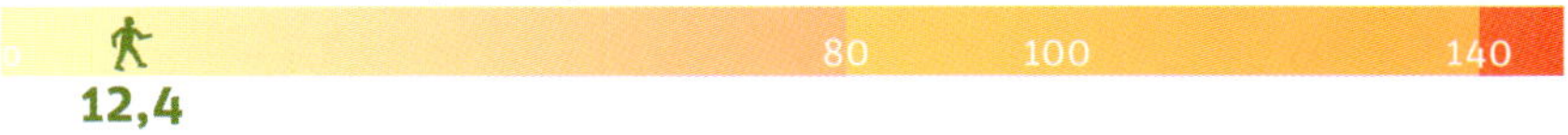


## Der Bananenvergleich

Sie könnten rein rechnerisch 265 Gramm Melone essen, um die Kohlenhydratmenge einer Banane (22 g Kohlenhydrate) zu erreichen.

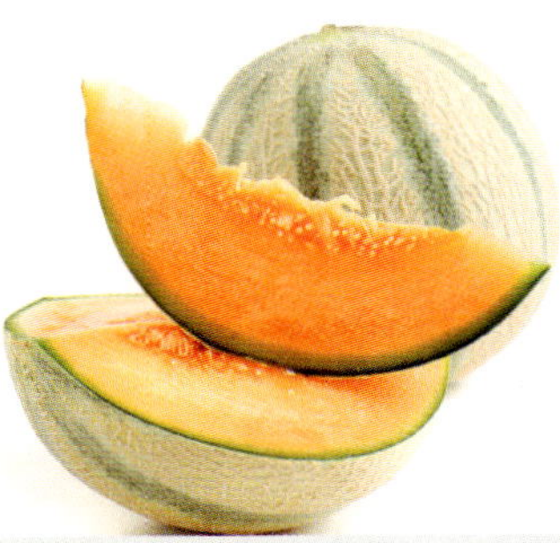

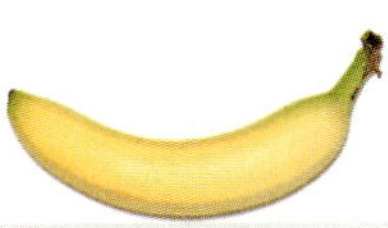

265 g Melone
3,5 Scheiben

≙

100 g Banane ohne Schale
1 Stück

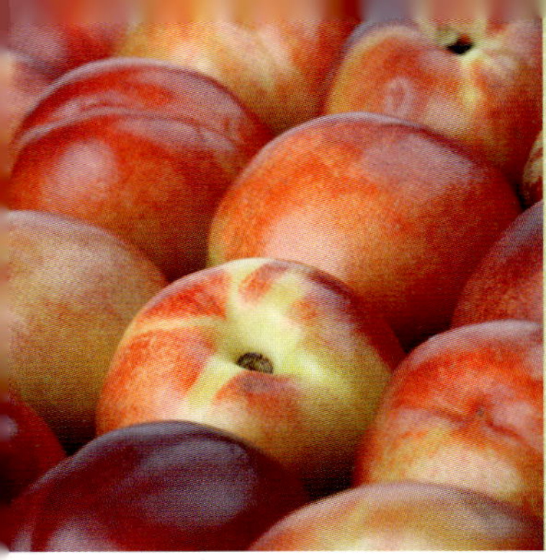

# Nektarine

Die Nektarine – oft auch als »nackter Pfirsich« bezeichnet – unterscheidet sich von ihrem großen Bruder durch die glatte Haut. Für viele ein eindeutiger Pluspunkt. Nektarinen liefern in nennenswerten Mengen die Vitamine A und C sowie das Mineral Kalium, das zur Regulation Ihres Wasserhaushalts unentbehrlich ist. Mit dem Verzehr einer großen Nektarine nehmen Sie 15 Gramm Kohlenhydrate zu sich.

»Späte Sorten« sind aromatischer als die Frühsommerernte, da sie mehr Sonne tanken konnten.

Beste Qualität zum günstigsten Preis: Saison von Anfang Juni bis Ende Oktober.

| Nährwertangaben | Energie (kcal) | Eiweiß (g) | Fett (g) | Kohlenhydrate (g) | Ballaststoffe (g) |
|---|---|---|---|---|---|
| Pro 100 g | 56,9 | 0,9 | 0,1 | 12,4 | 2,2 |
| Pro Portion (1 gr. Frucht = 125 g) | 71,1 | 1,1 | 0,1 | 15,5 | 2,8 |

Achten Sie auf Ihre Kohlenhydrat-Tagesbilanz (siehe Seiten 12/13)!

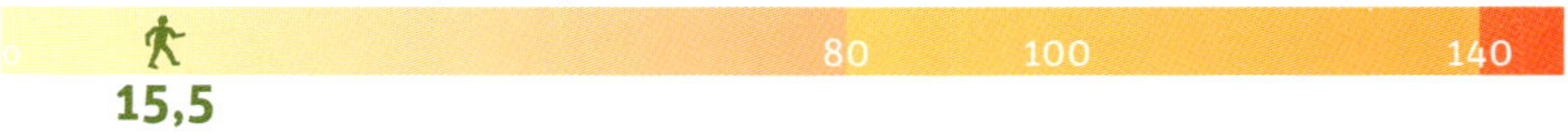


## Der Bananenvergleich

Sie könnten rein rechnerisch 180 Gramm Nektarinen essen, um die Kohlenhydratmenge einer Banane (22 g Kohlenhydrate) zu erreichen.

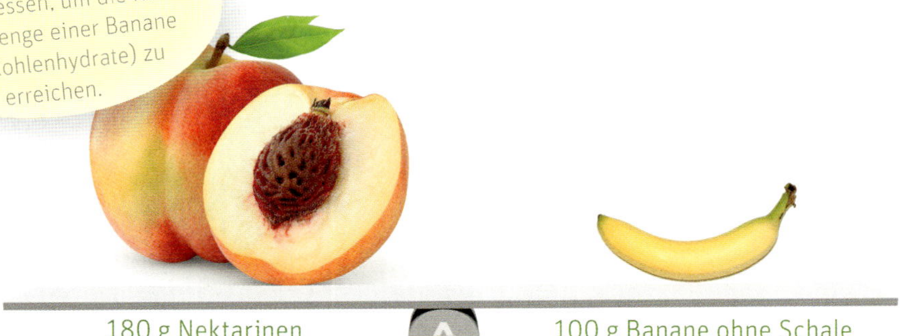

180 g Nektarinen
1,5 Stück

≙

100 g Banane ohne Schale
1 Stück

# Orange

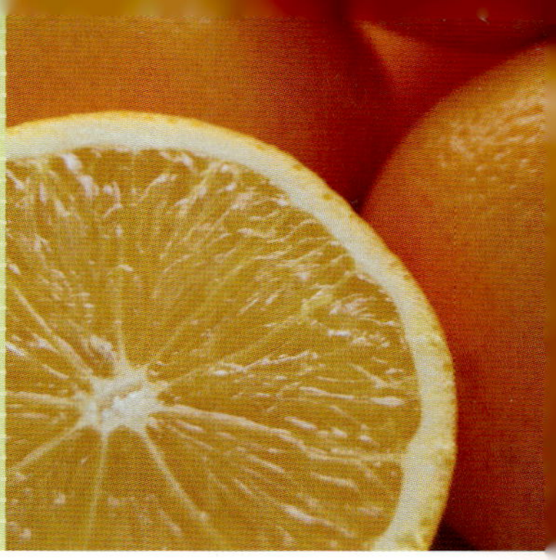

Dass die saftigen Zitrusfrüchte jede Menge Vitamin C liefern, ist längst bekannt. Aber wussten Sie, dass Sie mit einer einzigen Orange jede Menge Kalzium und Magnesium zu sich nehmen? Kalzium ist für starke Knochen unentbehrlich und Magnesium tut Ihren Muskeln gut. Eine Orange enthält etwa 14 Gramm Kohlenhydrate.

Wenn Sie die Schale verarbeiten wollen, sollten Sie die Früchte zuvor mit heißem Wasser reinigen, da die meisten Orangen konserviert sind.

Beste Qualität zum günstigsten Preis: Saison der Importware Ende Oktober bis Ende April.

| Nährwertangaben | Energie (kcal) | Eiweiß (g) | Fett (g) | Kohlenhydrate (g) | Ballaststoffe (g) |
|---|---|---|---|---|---|
| Pro 100 g | 47,1 | 1,0 | 0,2 | 9,2 | 2,2 |
| Pro Portion (1 Frucht = 150 g) | 70,6 | 1,5 | 0,3 | 13,8 | 3,3 |

Achten Sie auf Ihre Kohlenhydrat-Tagesbilanz (siehe Seiten 12/13)!

0 – 80 – 100 – 140

**13,8**

## Der Bananenvergleich

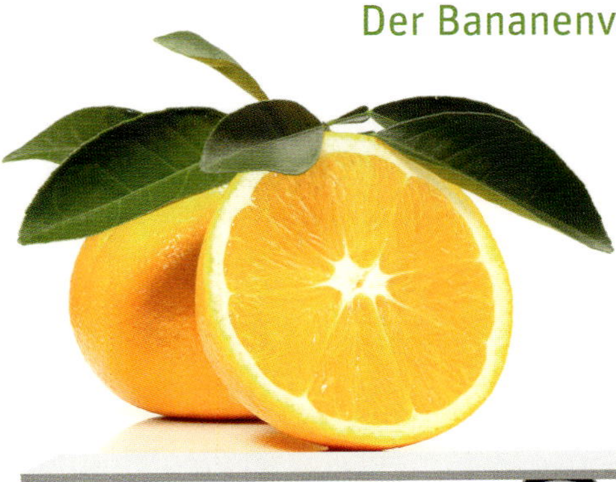

Sie könnten rein rechnerisch 240 Gramm Orange essen, um die Kohlenhydratmenge einer Banane (22 g Kohlenhydrate) zu erreichen.

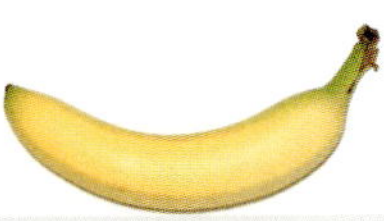

240 g Orange
1,5 Stück

≙

100 g Banane ohne Schale
1 Stück

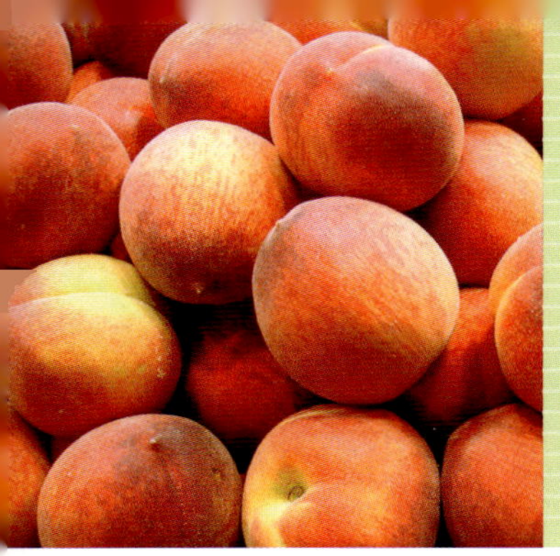

# Pfirsich

Pfirsich und Nektarine pflegen eine enge Verwandtschaft. Der »pelzige Bruder« kommt bei vielen allerdings nicht so gut an. Dabei kann er es in Sachen Vitalstoffen locker mit der Nektarine aufnehmen. Für Low-Carb-Fans gibt es sogar einen alles entscheidenden Pluspunkt für den Pfirsich: Er liefert pro Portion nur elf Gramm Kohlenhydrate, seine Schwester Nektarine hingegen 15 Gramm.

! Hobeln Sie einen Pfirsich in einen herzhaften Rohkostsalat – schmeckt wunderbar exotisch.

✓ Beste Qualität zum günstigsten Preis: Saison von Anfang Juni bis Ende Oktober.

| Nährwert-angaben | Energie (kcal) | Eiweiß (g) | Fett (g) | Kohlen-hydrate (g) | Ballaststoffe (g) |
|---|---|---|---|---|---|
| Pro 100 g | 40,6 | 0,8 | 0,1 | 8,9 | 2,3 |
| Pro Portion (1 gr. Frucht = 125 g) | 50,8 | 1,0 | 0,1 | 11,1 | 2,9 |

Achten Sie auf Ihre Kohlenhydrat-Tagesbilanz (siehe Seiten 12/13)!

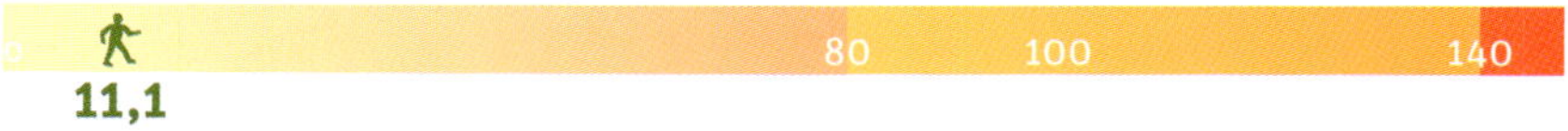


## Der Bananenvergleich

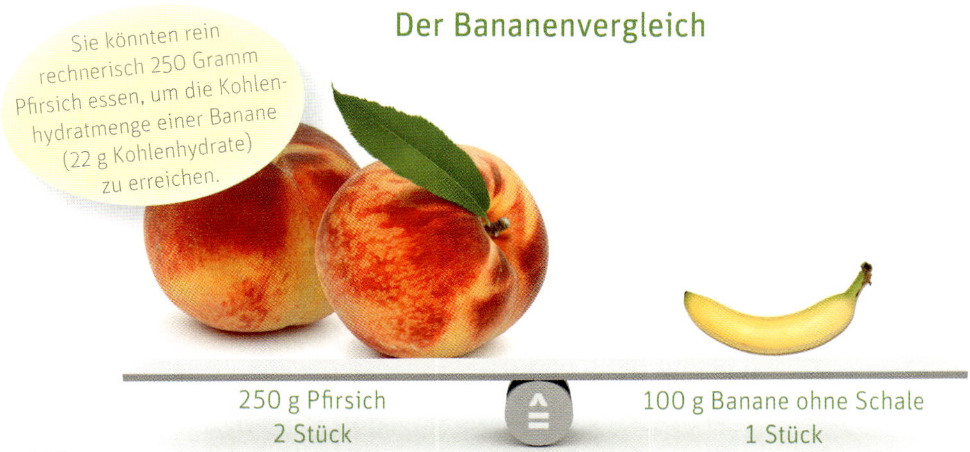

# Pflaume

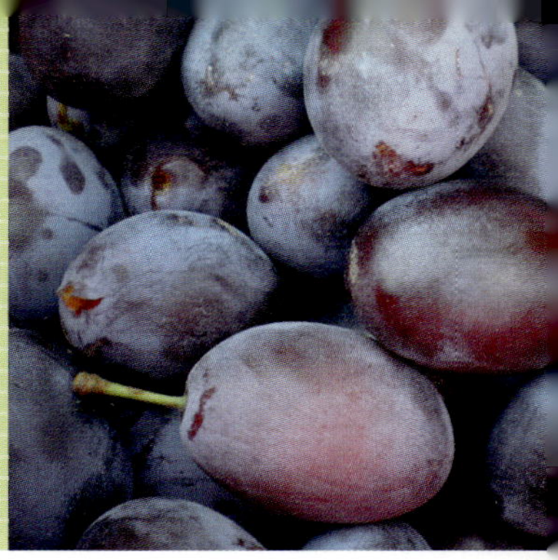

Ob Mirabellen oder Zwetschgen – die Früchte stecken voller Vitalstoffe. Für die blaue Farbe verantwortlichen Anthocyane schützen Sie vor Krebs und Herzinfarkt, die Vitamine A, C und E stärken Ihre Abwehrkräfte. Die B-Vitamine, Zink und Kupfer unterstützen Ihr Nervensystem. Vier Pflaumen enthalten etwa 13 Gramm Kohlenhydrate.

Greifen Sie bei Nervosität oder Stress ruhig mal zu Pflaumen, aber bitte nicht mehr als 150 Gramm am Tag, da Pflaumen abführend wirken.

Beste Qualität zum günstigsten Preis: Saison von Anfang Juli bis Mitte Oktober.

| Nährwert-angaben | Energie (kcal) | Eiweiß (g) | Fett (g) | Kohlen-hydrate (g) | Ballaststoffe (g) |
|---|---|---|---|---|---|
| Pro 100 g | 47,1 | 0,6 | 0,2 | 10,2 | 1,7 |
| Pro Portion (4 Früchte = 120 g) | 56,5 | 0,7 | 0,2 | 12,2 | 2,0 |

Achten Sie auf Ihre Kohlenhydrat-Tagesbilanz (siehe Seiten 12/13)!

0 – 80 – 100 – 140

**12,2**

## Der Bananenvergleich

Sie könnten rein rechnerisch 215 Gramm Pflaumen essen, um die Kohlenhydratmenge einer Banane (22 g Kohlenhydrate) zu erreichen.

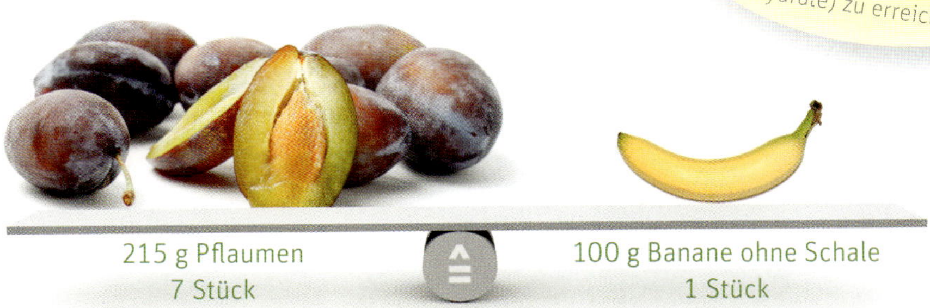

215 g Pflaumen
7 Stück

100 g Banane ohne Schale
1 Stück

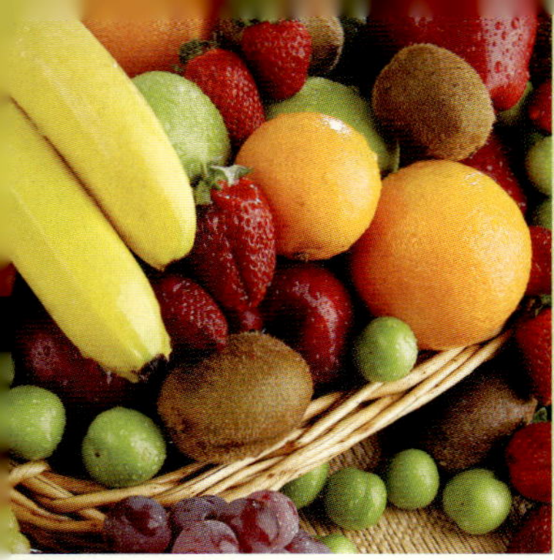

# Testauswertung

## Welcher Obsttyp sind Sie?

Zählen Sie Ihre Punkte zusammen:

| | | |
|---|---|---|
| ■ 1 a) = 5 | ■ 2 a) = 15 | ■ 3 a) = 10 |
| ■ 1 b) = 15 | ■ 2 b) = 5 | ■ 3 b) = 15 |
| ■ 1 c) = 10 | ■ 2 c) = 10 | ■ 3 c) = 5 |

15–20 Punkte

### Ein Leben ohne Obst? – Unvorstellbar!

Sie verlassen den Supermarkt immer mit einer großen Auswahl frischer Obstsorten. Sollte Ihr Kühlschrank mal keine Äpfel, Nektarinen oder Birnen beherbergen, werden Sie ganz unruhig.

Wunderbar, dass Sie Freude an den »Vitalstoffbomben« finden, aber überprüfen Sie mit einem kritischen Blick einmal Ihre Gesamtmenge an Obst, die Sie täglich essen. Zu viel Obst liefert nämlich leider auch zu viel Fruchtzucker, sodass mit mehr als zwei Portionen täglich eine größere Kohlenhydratmenge zusammenkommt. Gerade wenn Sie Gewicht verlieren möchten, sollten Sie einen Blick auf die Obst-Hitliste auf Seite 83 werfen. Dann sehen Sie, dass Sie bei Brom- und Himbeeren großzügiger zugreifen können als bei Ananas und Kirschen.

25–35 Punkte

**Obst? – Klar, für mehr Abwechslung auf dem Speiseplan.**

Wenn Sie unterwegs sind, greifen Sie gerne auf die praktischen Fruchtschnitten oder einen Fruchtsmoothie zurück. Zu Hause befindet sich immer eine Banane in Ihrer Obstschale, die Sie zwischendurch auch gerne essen.

Nur leider ist die Banane ein sehr großer Kohlenhydratlieferant. Dabei hat die Natur so viele andere leckere Obstsorten entwickelt, die weniger Kohlenhydrate, dafür aber umso mehr Vitalstoffe liefern. Schmökern Sie im »Obstkapitel« ab Seite 106, dann sehen Sie den direkten Vergleich zur Banane und entdecken auch andere bunte Früchte.

40–45 Punkte

**Obst? – Es geht auch gut ohne!**

Obst kennen Sie in der Regel als Belag auf Kuchen, in der Marmelade oder aus der Dose. Allerdings enthält Obst in dieser Form kaum noch Vitalstoffe, dafür aber jede Menge Kohlenhydrate. Wenn Sie weiterhin nur konserviertes und/oder gesüßtes Obst sowie die Fruchtstückchen in Ihrem Joghurt zu Ihrem Obstkonsum zählen, geben Sie Ihren Hüft- und Bauchringen viel kohlenhydratreiches Futter zum Wachsen. Versuchen Sie, zweimal am Tag frisches Obst in Ihren Speiseplan einzubauen, so reduzieren Sie nicht nur Ihre Kohlenhydratmenge und tanken Vitalstoffe, sondern fühlen sich über kurz oder lang auch leichter und wieder wohler in Ihrer Haut.

## Bildnachweis

**Umschlagklappe innen** © **Fotolia** Bild im Bild Studio; MariusdeGraf; Aaron Amat; Bernd Jürgens; Doris Heinrichs; Pixis; Wolfgang Kruck; Günter Menzl; Barbara Pheby; deepvalley; K.-U. Häßler; seen; Yantra; Inga Nielsen; Anna Kucherova; TwilightArtPictures; Cpro; Aleksandr Lesik; SGiustiPHOTO; FFCucina Liz Collet; Massimiliano G.; Unclesam; mariannehauck; Andreas F.

**Innenteil** © **Fotolia** 2: FOOD-pictures; 4: Johanna Mühlbauer; 6: Stefan Körber; 8: emmi; 10: Claudia Paulussen; 12: GHotz; 14: Henry Bonn; 16: Stefano Neri; 18: amadeus; 20: bluesky6867, Lucky Dragon, rossler, PackShot; 22ff.: Pixel; 22: PackShot, Luis Carlos Jiménez, Schlierner; 23: bluesky6867, marilyn barbone, Dejai63; 24: Christian Jung, L.Klauser, photocrew; 25: Gina Sanders, Constantinos, Digitalpress; 26: Lucky Dragon, Klaus Eppele, photocrew; 27: Denis Junker, vagabondo, Frofoto; 28: gandolf, volff, Bild im Bild Studio; 29: Smileus, texturis, Ute Schwendt; 30: travelguide; 32: ckay, Vitas, kmit, manla; 34: MarFot, atoss, Teerapun Fuangtong; 35: ckay, nito, Aaron Amat; 36: Michael Röhrich, dusk, Arnehh; 37: Uros Petrovic, volff, eAlisa; 38: Vitas, Uwe Pillat, Roxana; 39: Wißmann Design, Unclesam, NilsZ; 40: kmit, Yasonya, Jouke van Keulen; 41: manla, thomasklee, dusk; 42: Heike Rau; 44: Carmen Steiner, Barbara Pheby, Christian Jung, dreamer; 46: ExQuisine, Anna Kucherova, Thomas Francois; 47: Carmen Steiner, Miroslawa Drozdowski, ExQuisine; 48: Barbara Pheby, silencefoto, ExQuisine; 49: BeTa-Artworks, Teamarbeit, Barbara Pheby; 50: Christian Jung, spaxiax, Aaron Amat; 51: dreamer, Diana Taliun, Orlando Bellini; 52: benni1127; 54: sundebo, Viktor, Cogipix, victoria p.; 56: sk_design, photocrew, Miroslawa Drozdowski, 57: Christian Jung, Edyta Pawlowska, TwilightArtPictures; 58: sundebo, Klaus Eppele, MarcoBagnoli Elflaco; 59: Viktor, PeJo, pashabo; 60: Cogipix, Inge Knol, blende40; 61: victoria p., stillkost, Christian Jung; 62: Barbara Dudzinska; 64: volff, sterneleben, Christian Jung, Maria.P.; 66: Marco Wydmuch, Juliya Vitsenko, Eisenhans; 67: Moreno Novello, photocrew, Gabriele Giorgetti; 68: Michael Röhrich, nito, Okea; 69: Studio Gi, Inga Nielsen; 70: FOOD-images, jamierogers1, MP2; 71: Scott Karcich, nito, gradt; 72: volff, Janusz Z. Kobylanski, Günter Menzl; 73: Christian Jung, Aleksandr Lesik, Cpro; 74: Maria.P., VRD, canoncam; 75: Volker Wierzba, TwilightArtPictures, by-studio; 76: MAMODA; 78: Tomo Jesenicnik; 80: sil007; 82: ExQuisine; 83: Cornerman; 84: Leonid Shcheglov, AZP Worldwide, LianeM; 86: Leonid Shcheglov, Yasonya; 87: Marén Wischnewski, 88: Frog 974, L.Klauser; 89: AZP Worldwide, Andrea Wilhelm; 90: Andy Dean, Marc Rigaud; 91: mercandor, hvoya; 92: sylada, syresZERO; 93: Maria Brzostowska, Designer_Andrea; 94: Luis Carlos Jiménez, Svenja98; 95: LianeM, unpict; 96: Klaus-Peter Adler; 97: GKMF53, Viktor; 98: Uros Petrovic, eskymaks; 99: kristina rütten, L.Klauser; 100: ExQuisine; 101: LianeM, Elena Schweitzer; 102: thomasklee, K.-U. Häßler; 103: Nadezda Verbenko, K.-U. Häßler; 104: silencefoto; 106: Uros Petrovic, Natalie, annalovisa, Jens Hilberger; 108–123: Pixis; 108: Jovan Nikolic, Studio Gi; 109: Reena, Anna Kucherova; 110: HLPhoto; Africa Studio; 111: Uros Petrovic, Cogipix; 112: M. Schuppich, Maria Brzostowska; 113: Natalie, Sport Moments; 114: Cpro; 115: raphael levy, Cornerman; 116: Feng Yu, by-studio; 117: Edyta Pawlowska, riessfotodesign, 118: Inga Nielsen, LianeM; 119: Maria Brzostowska, ostromec; 120: IngridHS, Anna Kucherova; 121: Jens Hilberger, ExQuisine; 122: JENNY SOLOMON, mates; 123: ruhrpott_101, Andreas F.; 124: msenbg

## Impressum



Die Ratschläge in diesem Buch sind von den Autorinnen und Verlag sorgfältig erwogen und geprüft; dennoch kann eine Garantie nicht übernommen werden. Eine Haftung der Autorinnen bzw. des Verlages und dessen Beauftragten für Personen-, Sach- und Vermögensschäden ist ausgeschlossen. Die abgebildeten Produkte stellen Beispiele dar und schließen Produkte, die mittels alternativer Zutaten oder Herstellungsverfahren produziert wurden, nicht aus. Im Einzelfall geben die Zutatenliste und die Nährwertangaben Auskunft über jedes Produkt des Lebensmittelmarktes.

*Idee, Konzept und Inhalt:* Barbara Gassert und Petra Linné, München
*Layout, Bildredaktion, DTP/Grafik und Realisation:* Lydia Kühn, Aix-en-Provence, Frankreich
*Umschlaggestaltung und Motiv:* Hauptmann & Kompanie Werbeagentur, Zürich
*Umschlagfertigstellung:* Lydia Kühn
*Druck:* Offizin Andersen Nexö Leipzig, Zwenkau

ISBN 978-3-927372-81-8